幽门螺杆菌除菌后发现胃癌的诊断进展

日本《胃与肠》编委会　编著

《胃与肠》翻译委员会　译

北方联合出版传媒（集团）股份有限公司

辽宁科学技术出版社

Authorized translation from the Japanese Journal, entitled
胃と腸　第57巻第1号
H. pylori除菌後発見胃癌の診断UPDATE
ISSN：0536-2180
編集：「胃と腸」編集委員会
協力：早期胃癌研究会
Published by Igaku–Shoin LTD., Tokyo Copyright © 2022

图书在版编目（CIP）数据

幽门螺杆菌除菌后发现胃癌的诊断进展/日本《胃与肠》编委会编著；《胃与肠》翻译委员会译. —沈阳：辽宁科学技术出版社，2024.7

ISBN 978-7-5591-3482-0

Ⅰ.①幽…　Ⅱ.①日…　②胃…　Ⅲ.①胃癌—诊断　Ⅳ.① R735.204

中国国家版本馆CIP数据核字（2024）第053667号

出版发行：辽宁科学技术出版社
　　　　　（地址：沈阳市和平区十一纬路25号　邮编：110003）
印 刷 者：辽宁新华印务有限公司
经 销 者：各地新华书店
幅面尺寸：182 mm × 257 mm
印　　张：7
字　　数：150千字
出版时间：2024 年 7 月第 1 版
印刷时间：2024 年 7 月第 1 次印刷
责任编辑：卢山秀
封面设计：袁　舒
版式设计：袁　舒
责任校对：闻　洋

书　　号：ISBN 978-7-5591-3482-0
定　　价：128.00元

编辑电话：024-23284367
E-mail：lkbjlsx@163.com
邮购热线：024-23284502
《胃与肠》官方微信：15640547725

目 录

序	根除幽门螺杆菌如何改变胃癌的诊断学	春间 贤	5
主题	除菌后发现胃癌的病理诊断 ——以病理组织学特征为中心	河内 洋等	7
	除菌后发现胃癌的X线诊断	小田 丈二等	15
	除菌后发现胃癌的内镜诊断 ——从常规观察的角度：使用NBI观察绿色上皮的方法	八木 一芳等	26
	除菌后发现胃癌的内镜诊断 ——从NBI放大观察的角度：聚焦表面微结构	小林 正明等	36
	除菌后发现胃癌的内镜诊断 ——从NBI放大观察的角度：聚焦微血管结构图像	内多 训久等	48
	除菌后发现胃癌的内镜诊断 ——从NBI放大观察的角度：VS 分类系统的价值	今村 健太郎等	57
	除菌后发现胃癌的内镜诊断 ——从超放大观察的角度	野田 启人等	70
主题研究	低异型度上皮（ELA）的成因 ——基于基因分析的结果	卜部 祐司等	80
札记	关于除菌后发现胃癌的检出 ——LCI观察的价值	土肥 统等	88
主题病例	窄带成像呈绿色，放大观察后，部分区域也难做出 准确的范围诊断的除菌后发现的胃癌1例	名和田 义高等	92
	除菌后形态发生变化的早期胃癌3例	小泽 俊文等	101
编辑后记		长浜 隆司	109

根除幽门螺杆菌如何改变胃癌的诊断学

春间 贤[1-2]

关键词　幽门螺杆菌　除菌　胃癌　诊断　病理

[1] 川崎医科大学総合医療センター総合内科学 2　〒 700-8505 岡山市北区中山下 2 丁目 6-1　E-mail : kharuma@med.kawasaki-m.ac.jp
[2] 淳風会健康管理センター

前言

胃癌的诊断已经发生了显著的变化。经过了大约 100 年，通过内镜（最初只是胃镜）诊断胃癌已经成为可能。在此期间，胃癌的诊断从进展期癌开始，寻找其初始图像，逐渐诊断出早期胃癌。最终我们建立了日本独有的详细的内镜分类。许多术语被创造出来并用来描述早期胃癌的内镜所见，例如隆起、凹陷、凹凸不规则、岛状隆起、挤压所见、斑驳发红、褪色、黏膜皱襞的蚕食像、皱褶中断等。此外，随着放大观察、图像增强内镜（image-enhanced endoscopy，IEE）等图像分析技术的进步，可以根据 pit pattern 进行诊断，或从微血管结构图像、表面微结构等方面进行诊断，从而可以发现通过常规观察难以诊断的病例。

另外，幽门螺杆菌（*Helicobacter pylori*，*H.pylori*）感染不仅可以导致消化道溃疡和萎缩性胃炎，也是胃癌的病因。2013 年 2 月，幽门螺杆菌感染性胃炎的除菌治疗被日本纳入保险适用范围。因此，针对幽门螺杆菌感染性胃炎已经开始进行积极的根除治疗。推进根除幽门螺杆菌使得其感染率不断下降，所以日常内镜检查病例，要么是未感染幽门螺杆菌的胃黏膜，要么是根除幽门螺杆菌后的胃黏膜。

因此，在日常临床中发现的胃癌，以胃底腺型胃癌和呈覆盆子外观的胃癌为代表的未感染幽门螺杆菌胃中发生的胃癌和根除幽门螺杆菌后发现的胃癌显著增加。在未感染幽门螺杆菌的胃中发现的胃癌形态已被阐明，了解其形态图像，则比较容易诊断。作为一位高年资内镜医生，本人至今也发现了 30 例以上未感染幽门螺杆菌的胃癌。另外，根除幽门螺杆菌后发现的胃癌内镜诊断难度较大，需要对组织病理学图像支持的内镜特征有很好的理解，因此我们编写了本书。

幽门螺杆菌除菌后发现胃癌的特征

根除幽门螺杆菌可改善因胃黏膜炎症产生的皱襞增生、黏液附着、弥漫性发红等表现，但有些病例会出现一些新的表现，如地图样发红等。虽然地图样发红是根除幽门螺杆菌后发生胃癌的危险因素，但是要通过内镜检查从多发的发红凹陷中发现小胃癌还是很困难的。

"胃与肠"系列曾经推出过《*H.pylori* 除菌后发现胃癌的内镜特征》一书。书中提出，*H.pylori* 除菌后发现胃癌的特点是凹陷型、胃体部多见；分化型、早期胃癌多见，有些病变甚至在 10 年或更长时间随访后才被诊断为早期胃癌。此外，有许多病例呈胃炎样改变，在肿瘤表面经常出现与正常小凹上皮非常相似，被称为低异型度上皮（epithelium with low-grade atypia，ELA）的上皮。在书中，藤崎等指出，这种上皮细胞的出现可能会导致 *H.pylori* 根除后发现分化型胃癌呈现胃炎样模式。

后来，通过基因分析，Ito 等小组的 Masuda 揭示了 ELA 是一种来源于肿瘤的上皮细胞。在本书中，该内容也收录在"主题研究"部分的论文中。

关于本书

在日常内镜检查中，必须要将根除幽门螺杆菌后的胃癌诊断放在心上，并在此基础上进行内镜检查。在本书中，我们从根除幽门螺杆菌后发现胃癌的 X 线诊断开始，包含了常规观察、NBI（窄带成像）放大观察和超放大观察的内镜诊断等内容。近来，不仅奥林巴斯公司生产的内镜，富士医疗器材公司生产的内镜也越来越多地被使用，因此本书中也有关于采用联动彩色成像（linked color imaging，LCI）和蓝激光成像（blue laser imaging，BLI）进行诊断的内容。

本书面向使用普通内镜进行常规检查和胃癌筛查的医生，使用 IEE 进行诊断的医生，使用放大内镜进行进一步精细检查的医生。不论您是哪个层次的医生，阅读本书后都能获得新的知识。这绝对是一本您应该购买并仔细阅读的书。

参考文献

[1]Kamada T, Haruma K, Ito M, et al. Time trends in *Helicobacter pylori* infection and atrophic gastritis over 40 years in Japan. Helicobacter 20: 192-198, 2015.

[2]藤崎順子、堀内裕介、平澤俊明、他. *H. pylori*陰性胃癌. Gastroenterol Endosc 60: 1450-1463, 2018.

[3]吉村大輔、吉村理江、加藤誠也、他. 胃腫瘍性病変の内視鏡診断—上皮性悪性腫瘍の診断（*H. pylori*未感染胃癌）. 胃と腸 55: 572-583, 2020.

[4]Shibagaki K, Fukuyama C, Mikami H, et al. Gastric foveolar-type adenomas endoscopically showing a raspberry-like appearance in the *Helicobacter pylori*-uninfected stomach. Endosc Int Open 7: E784-791, 2019.

[5]Moribata K, Kato J, Iguchi M, et al. Endoscopic features associated with development of metachronous gastric cancer in patients who underwent endoscopic resection followed by *Helicobacter pylori* eradication. Dig Endosc 28: 434-442, 2016.

[6]*Helicobacter pylori*除菌後発見胃癌の内視鏡の特徴. 胃と腸 51: 739-825, 2016.

[7]藤崎順子、山口和久、山本智理子、他. 除菌後発見胃癌の内視鏡の特徴と病理像—拡大内視鏡を中心に. 胃と腸 51: 778-787, 2016.

[8]Masuda K, Urabe Y, Ito M, et al. Genomic landscape of epithelium with low-grade atypia on gastric cancer after *Helicobacter pylori* eradiation therapy. J Gastroenterol 54: 907-915, 2019.

除菌后发现胃癌的病理诊断

——以病理组织学特征为中心

河内 洋[1-2]

中野 薫

摘要●自2013年起，对幽门螺杆菌阳性慢性胃炎进行除菌治疗被日本纳入医保适用范围后，对除菌后发现胃癌的病理诊断机会不断增加。在除菌后的胃黏膜中，可以看到胃固有黏膜和肠上皮化生黏膜混合存在。在黏膜表层的窝间部，可以发现核密度增加和排列不规则；在除菌后发现的胃癌中，经常可以发现残留在肿瘤内的非肿瘤成分覆盖在癌的表层。各家的报告指出，在表层区域低异型度上皮的大部分都被认为是非肿瘤性上皮，并呈现类似胃炎样表现的内镜图像，因此诊断较为困难。由于肿瘤细胞的表层分化而导致的低异型度化也存在一定的比例，需要仔细地进行病理组织学观察才能将其与非肿瘤性上皮区分开来。

■关键词■ 胃癌 幽门螺杆菌 除菌 病理 非肿瘤性上皮

[1]がん研究会有明病院臨床病理センター病理部　〒135-8550 東京都江東区有明 3 丁目 8-31　E-mail : hiroshi.kawachi@jfcr.or.jp
[2]がん研究会がん研究所病理部

前言

自 2013 年 幽 门 螺 杆 菌（*Helicobacter pylori*）阳性慢性胃炎除菌治疗被日本纳入医保适用范围以来，对除菌治疗后的胃部采集的活检标本、内镜下黏膜剥离术（endoscopic submucosal dissection，ESD）标本，以及手术切除标本进行病理学评估的机会不断增多。作为本书的主题，除菌后发现的胃癌，在日常生活中也有许多病例为病理诊断提供了参考。除菌后发现的胃癌，特别是高分化型管状腺癌的病理组织学特征，已有许多详细的研究和报告。关于除菌前后内镜所见的变化，以及与病理的关联性的研究也有许多。

在本文中，为了理解除菌后发现的胃癌，特别是高分化型管状腺癌的病理组织学特征，首先，我们整理并总结了除菌后胃黏膜的病理组织学表现；其次，针对除菌后发现胃癌的病理组织学表现，笔者通过自己遇到的病例提出了个人看法；最后，结合各家报告针对实际情况进行讨论。

除菌后胃黏膜的病理组织学观察

笔者认为，"关于除菌后发现胃癌的病理组织学特征，应牢记其背景黏膜的病理组织学特征"，这样一来便比较容易理解了。因此，我们首先阐述除菌后的胃内背景黏膜（非肿瘤黏膜）的病理组织学所见（**图1～图3**）。即使同为除菌后，其病理组织学图像也会因慢性活动性胃炎的病情、患病时间、部位等不同而有较大差异，所以下文我们将对日常病理诊断中遇到较多的、有代表性的病理组织学表现进行阐述。

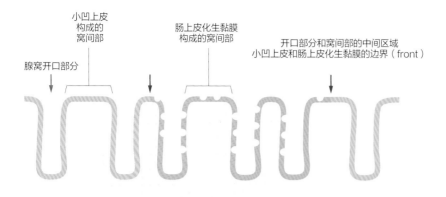

小凹上皮
构成的
窝间部

腺窝开口部分

肠上皮化生黏膜
构成的窝间部

开口部分和窝间部的中间区域
小凹上皮和肠上皮化生黏膜的边界（front）

图1 除菌后胃黏膜表层部分小凹上皮细胞和肠上皮化生细胞之间边界形成示意图

[病例1] 60余岁，男性。

图2为进行除菌治疗后约3年，在胃体中部小弯发现20 mm大小的0–Ⅱa型高分化型管状腺癌，ESD标本中背景黏膜的病理组织学图像。由于病变位于胃底腺黏膜区域，背景混合分布着由小凹上皮和胃底腺组成的残存的胃底腺黏膜成分，以及存在潘氏细胞和刷状缘的完全型肠上皮化生成分（**图2a～c**）。与正常相比，小凹上皮细胞质中的黏液含量增加，稍显肥大（**图2b**）。在黏膜表层部分，可以看到由小凹上皮细胞组成的腺窝开口部分和由肠上皮化生上皮细胞组成的开口部分，在这两种开口部分相邻的部位，可以看到不同性质的细胞之间有明显的边界（也就是形成front）（**图2b、d、e**）。开口与开口之间，即被称为窝间部的地方，有的由小凹上皮细胞组成，有的由肠上皮化生上皮组成，还有的存在小凹上皮细胞和肠上皮化生上皮细胞两种细胞，并形成清晰的边界（**图2d～g**）。小凹上皮细胞和肠上皮化生上皮细胞形成边界这种现象，不仅可以在开口部分和窝间部观察到，在开口部分更深层也可以观察到。在固有黏膜成分和肠上皮化生黏膜成分混合存在时，可以在组织切片的各处发现两者之间的边界。窝间部的细胞，无论小凹上皮细胞，还是肠上皮化生上皮细胞，其细胞密度都略高，细胞核似乎从基底膜上稍

抬起，许多都呈现出轻度的排列紊乱（**图2f、g**）。

[病例2] 70余岁，女性。

图3a～d是除菌治疗后约20年在胃窦小弯发现的10 mm大小的0–Ⅱc型高分化型管状腺癌，ESD标本中背景黏膜的病理组织学图像。病变位于幽门腺黏膜区域，有小凹上皮和幽门腺构成的残存幽门腺黏膜成分、杯状细胞化生以及呈嗜酸性细胞质，有向肠道吸收上皮化生，且刷状缘形成倾向较弱的细胞构成的不完全型肠上皮化生等，各种成分错综复杂地混合在一起（**图3a、b**）。与图2中的胃底腺黏膜相似，在小凹上皮细胞和肠上皮化生上皮细胞（主要是那些吸收上皮细胞化生的细胞）之间经常能观察到清晰的边界形成（**图3c、d**）。与胃底腺黏膜相似，窝间部的细胞形态也显示细胞核从基底膜稍抬起，并且观察到核密度增加和轻微的排列紊乱。虽然需要增加病例数，并对除菌后背景黏膜进行详细的研究来进行普遍化研究，但在本例除菌后病例的非肿瘤部位，窝间部细胞形态的变化并不少见。

现症感染病例的黏膜中，黏膜固有层表层可见密集的单核细胞和中性粒细胞浸润，由于表层上皮受到中性粒细胞浸润和糜烂以及渗出的影响，所以对上皮细胞形态的详细观察往往比较困难（**图3e**）。但是，除菌后随着炎症细胞浸润消退，上皮的再生、修复以及稳定化

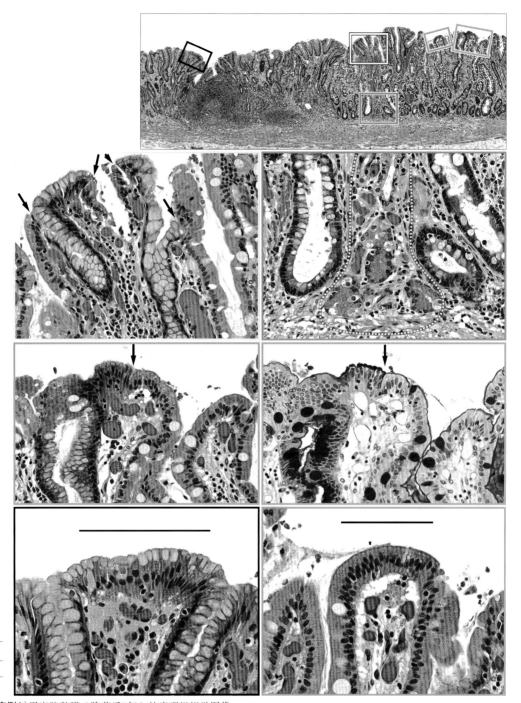

图2 ［病例1］胃底腺黏膜（除菌后3年）的病理组织学图像

a HE染色的低倍放大图像。胃底腺黏膜和肠上皮化生黏膜混合存在的状态。黏膜固有层的活动性炎症已经消退，散在残留的淋巴滤泡。

b、c 小凹上皮细胞形成的腺开口部分和肠上皮化生上皮细胞形成的开口部分，在二者相邻的部位，细胞之间观察到明显的边界（b：a的黄色框的高倍放大图像，黑色箭头）。在黏膜深部（c：a的绿色框的高倍放大图像），我们推测，残存的胃底腺（黄色虚线内）与b的小凹上皮有连续性，而包含潘氏细胞的完全型肠上皮化生腺管（黄色虚线外）与b的肠上皮化生上皮有连续性。

d、e a的橙色框的高倍放大图像。在窝间部，小凹上皮细胞和肠上皮化生上皮细胞之间可以观察到清晰的边界（黑色箭头）。通过PAS染色（e）可以清楚地发现肠上皮化生上皮（黑色箭头的右侧）有刷状缘。

f、g 黑线所示相当于窝间部的范围。在小凹上皮（f：a的黑色框的高倍放大图像）和肠上皮化生上皮（g：a的蓝色框的高倍放大图像）中都可以发现细胞核似乎从基底侧抬起，有轻度的细胞核密度增加和排列紊乱。

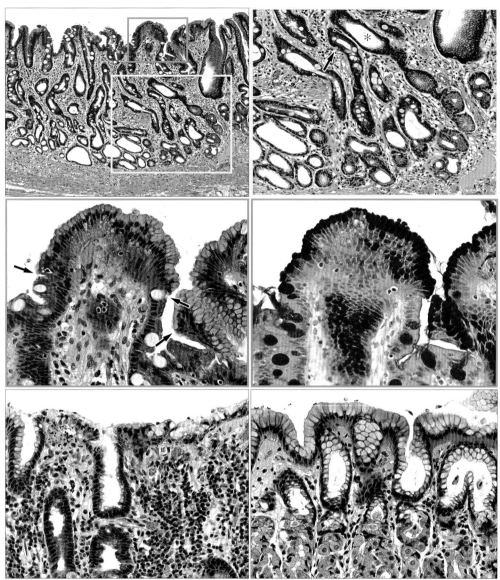

a	b
c	d
e	f

图3 [病例2]幽门腺黏膜（除菌后20年，a～d），以及现症感染（e）和未感染（f）胃黏膜的病理组织学图像

a　HE染色的低倍放大图像（a～d为同一病例）。伴有不完全型肠上皮化生的幽门腺黏膜。活动性炎症正在消退。黏膜深层部分可以发现扩张的黏液腺。

b　黏膜深部的中等放大图像（a的黄色框部分）。推测肠上皮化生腺管（黑色箭头）以及从幽门腺开始连续的小凹上皮（＊）与表层上皮有连续性。

c、d　表层部分的高倍放大图像（a的绿色框部分）。在小凹上皮细胞和肠上皮化生上皮细胞之间有明显的边界（c，黑色箭头）。PAS染色后（d）两种上皮细胞之间的边界更加清晰。

e　现症感染的黏膜（与a～d、f不同的病例）。表层的小凹上皮可见包括中性粒细胞浸润在内的活动性炎症。

f　未感染的胃底腺黏膜（与a～d、e不同的病例）。表层可见细胞核排列整齐有序的小凹上皮。

发展，细胞形态据推测将变得更加容易评估。此外，未感染幽门螺杆菌的黏膜几乎没有发现肠上皮化生，窝间部由小凹上皮组成，没有发现细胞核排列不规则和密度增加，给人以规则有序的印象（**图 3f**）。我们认为，现症感染和未感染与除菌后的黏膜表层部分的表现还是存在差异的。

除菌后发现的胃高分化型管状腺癌的病理组织学观察

前文已经描述了背景黏膜中存在的各种成分，但即使在肿瘤部位，其内部或边缘也不同程度地混合有背景黏膜的要素，也就是说，各种非肿瘤成分不同程度地混合存在。可以说，将两者的表现结合起来，就形成了除菌后发现胃癌的病理组织学特征。

图 4 显示了除菌后发现的胃高分化型管状腺癌的病理组织学图像。在这里，我们重点关注肿瘤内部的非肿瘤成分。当在黏膜表层发现区域性的非肿瘤性小凹上皮时，在深部的肿瘤腺管之间，常可见残存的胃固有腺。这可以解释为非肿瘤性小凹上皮细胞从深部向黏膜表层延伸。在开口部分附近或窝间部与肿瘤细胞形成清晰的边界，这表明它是夹在肿瘤内的非肿瘤性上皮（**图 4a ~ d**）。如前文所述，存在于窝间部的非肿瘤性小凹上皮，从核密度增加和排列不规则等表现来看，我们认为其是低异型度上皮，并且如何与肿瘤性上皮的表层分化之间进行鉴别有时也是一个问题。然而，由于其与存在于深部、明显由非肿瘤性上皮构成的固有腺之间有连续性，与肿瘤细胞之间有明显的边界，以及与非肿瘤黏膜中发现的窝间部小凹上皮细胞相同等，可以得出它是非肿瘤这一结论。

在肿瘤中也经常可以发现非肿瘤性的肠上皮化生腺管。与小凹上皮的情况一样，我们可以观察到化生腺管从含有潘氏细胞的非肿瘤性肠上皮化生的腺体底部向表层延伸的图像（**图 4a ~ d**）。肠上皮化生细胞在黏膜表面开口，

与相邻的肿瘤细胞形成明显的边界。也有开口部分或窝间部的非肿瘤性肠上皮化生细胞和肿瘤细胞在形态上较为类似，乍一看似乎没有形成边界。在此类情况下，与肿瘤细胞表层部分的鉴别就更加困难。但是注意肠上皮化生细胞的窝间部的形态学特征，比较核的形状和密度等情况，大多数情况下，还是可以找到肿瘤和非肿瘤之间的边界的（**图 4e、f**）。

当肿瘤细胞暴露在黏膜表面时，可以发现它们是腺窝开口部分和乳头状结构的前端部分（**图 4g**）。在这种情况下，深部的肿瘤细胞向表层连续移行，没有边界，有以下两种模式：①深部和表层的肿瘤细胞的细胞核形态相同；②存在表层分化现象，表层可见核的小型化和细胞密度降低。后者，即②肿瘤细胞显示出表层分化的情况，与非肿瘤性肠上皮化生上皮有相似性。至于应该将其表层的成分判定为肿瘤还是非肿瘤，我们有时候也会迷茫。此时，连续移行没有形成边界的，判断为肿瘤；形成边界的，判断为非肿瘤。但是需要引起注意的是，在标本上，由于存在伪影等情况，可能无法确定是否存在边界。

如上所述，除菌后发现的高分化型管状腺癌，在肿瘤本来的病理组织学图像中，加上其内部夹杂了非肿瘤成分的修饰，形成了其病理组织学特征。我们认为，不仅要关注肿瘤的表面，而且要关注其深层存在的非肿瘤性腺管（固有腺和肠上皮化生腺底部），才可以理解这种现象。这里描述的肿瘤、非肿瘤混合存在的状态，被八木等称为"癌上皮和非癌上皮混杂存在的马赛克现象"，并且将其理解为除菌后发现胃癌的特征性现象。

既往关于除菌后发现胃癌，特别是高分化型管状腺癌病理组织学特征的报告

表 1 列举了各家关于除菌后发现的胃癌特征性病理组织学表现及其意义的报告。这些都是关于高分化型管状腺癌表层出现异型度较低

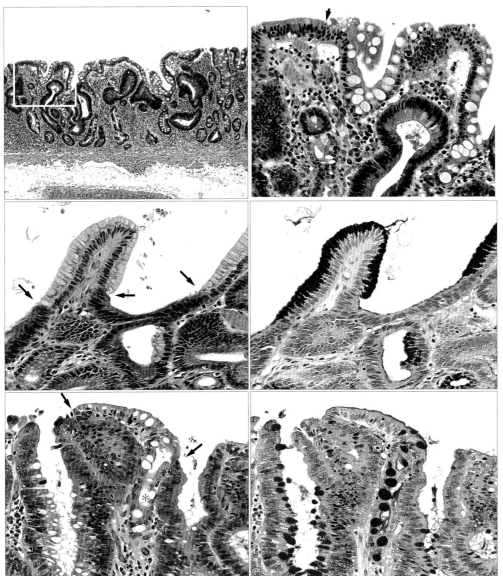

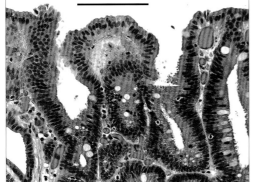

图4 除菌后发现的高分化型管状腺癌的病理组织学图像

a、b 被非肿瘤性肠上皮化生上皮覆盖的高分化型管状腺癌。在HE染色低倍放大图像中，以黏膜中层为主，可以发现不规则的肿瘤腺管（**a**）。表层部分的高倍放大图像中，可以发现完全型肠上皮化生上皮和肿瘤细胞之间的边界（**b**：**a**的黄色框部分，黑色箭头）。从边界部分往右，肿瘤的表层是被非肿瘤性上皮（肠上皮化生上皮）覆盖的状态。

c、d 被非肿瘤性小凹上皮覆盖的高分化型管状腺癌（高倍放大图像）。可以发现小凹上皮细胞和癌细胞之间的边界明显（**c**，黑色箭头）。通过PAS染色（**d**），两种细胞之间的边界变得更为清晰。

e、f 肿瘤和非肿瘤性肠上皮化生上皮呈马赛克样的病变（高倍放大图像）。两种细胞之间的边界在HE染色中稍微不清楚，但核异型和排列不规则的程度不同，所以能区分开（**e**，黑色箭头）。通过PAS染色（**f**），两种细胞之间的边界变得更为清楚。非肿瘤性肠上皮化生上皮连续分布，形成夹在肿瘤内的肠上皮化生腺管（**e**，*）。

g 肿瘤的表层分化。在肿瘤中，细胞从深层向表层平稳过渡，逐渐到异型度较低的细胞（黑线部分），没有发现形成边界。

表1 关于除菌后发现胃高分化型管状腺癌的特征性病理组织学所见结果相关报告

报告人	报告年份	特征性病理组织学表现的名称	内容	临床意义
Ito等*	2005	正常柱状上皮（normal columnar epithelium）	覆盖在肿瘤表面，非肿瘤性上皮	内镜下对肿瘤的存在诊断变得困难
Kobayashi等	2013	表层分化（surface differentiation）	肿瘤细胞的表层分化	内镜下呈类似于胃炎的表现
Kitamura等*	2014	低异型度上皮（epithelium with low-grade atypia，ELA）	肿瘤、非肿瘤之间鉴别困难的低异型度上皮	内镜下对胃癌的发现变得困难
Saka等	2016	非肿瘤性上皮（non-neoplastic epithelium，NE）	覆盖在肿瘤表面，非肿瘤性上皮	内镜下呈类似于胃炎样表现

*：同一组。

的细胞的报告。这些报告又分别来自 Ito 小组、Kobayashi 小组、Saka 和 Yagi 小组。

Ito 小组在第一次报告中提出肿瘤表面被"正常柱状上皮（normal columnar epithelium）"覆盖。但随后的研究表明，覆盖的上皮就是表现出表层分化的肿瘤本身，而且无法否定这种可能性，所以提出了"低异型度上皮（epithelium with low-grade atypia，ELA）"这个术语。此外，为了弄清 ELA 的实际情况，该小组通过显微切割分离 ELA，并使用下一代测序仪研究 DNA 突变，结果发现 ELA 与邻近的癌组织的突变几乎相同。由此得出结论，ELA 是一种肿瘤性上皮。Kobayashi 小组指出，除菌后的胃癌中，内镜下常出现胃炎样表现，其原因是出现了癌上皮的表层分化（surface differentiation）。Saka、Yagi 小组认为，除菌后胃癌中出现胃炎样表现的原因是"非肿瘤性上皮（non-neoplastic epithelium，NE）"的覆盖（NE 在下文中为 Saka、Yagi 等提出的概念）。不管哪个报告，都主张"除菌后发现的高分化型管状腺癌的表层部分，虽然存在异型度较低的上皮，但是在内镜下对其存在诊断和范围诊断是困难的"，这点是相同的。但将这些异型度较低的上皮视为肿瘤性还是非肿瘤性，仍存在不同的看法。

在除菌后发现的胃癌的表层中高频率出现的低异型度的上皮，究竟是肿瘤，还是非肿瘤，或者是二者同时存在呢？针对该问题，笔者基于自身诊治病例的病理组织学观察结果，推断其大部分为非肿瘤。有人提出这样一种假说，肿瘤内的黏膜深层残存的非肿瘤性腺管是肿瘤表层出现的非肿瘤性上皮的起源，这也与我们自己遇到的病例高度一致。推测是由于除菌引起炎症消退，非肿瘤性上皮再生、发展得到了促进。

不仅如此，Kobayashi 等称为表层分化，Kitamura、Ito 等称为 ELA 的表层肿瘤细胞的低异型度化也有一定的比例存在。如**图 4** 所示，在我们自己遇到的病例中，也发现从深层部分的肿瘤细胞无边界、阶段式地向表层发展，出现异型度降低的情况。Kobayashi 等提出表层分化的病理组织学图像，从笔者的角度来看，也可以判断为肿瘤。另外，从 Ito 等提出的 ELA 的病理组织学图像来看，其中一部分与肿瘤性上皮之间形成了边界，与背景黏膜中窝间部的细胞有同源性，这些都与前述的非肿瘤性上皮的表现非常一致，所以笔者觉得，从病理组织学的角度很难做出其为肿瘤的结论。Masuda、Ito 等判断其是肿瘤的依据为染色体异常，尽管它们可能发生在形态学异常之前，但我们认为，至少从病理形态学的标准来看，还是难以称为肿瘤的。在被认为是 ELA 的病理组织学图像中，形态学上可能包含了肿瘤和非肿瘤。从病理医生的视角对 ELA 进行详细观察，从形态学上尽可能地区分肿瘤和非肿瘤，然后再进行染色体异常的分析。我们期待，通过至今为止的各个方面积累起来的成果，再加上病理医生细致的病理组织学观察，对以 ELA 为首的特征性组织所见的本质分析得到发展。

此外，笔者认为，有必要对相关术语进行探讨。迄今为止提出的 ELA 可能包含肿瘤和非肿瘤两者，而 NE 包含小凹上皮和肠上皮化生上皮。由于每个术语都有一定的模糊性，因此研究人员在讨论时可能会有不同的解读。所以，我们认为，可以使用基于形态学表现的"由非肿瘤性小凹上皮细胞覆盖""由非肿瘤性肠上皮化生上皮细胞覆盖""肿瘤的表层分化"等词汇来代替，这也是病理医生所期望的。

结语

关于除菌后发现的胃癌，特别是高分化型管状腺癌的病理组织学特征，我们介绍了自己遇到的病例，总结了笔者对各位研究者报告的看法。我认为在日常的病理诊断中，可以仔细观察表层细胞的情况是比较少的。因为本篇文章，我们得到了这样的机会，阐明了非肿瘤细胞的形态学特征，加深了对肿瘤的病理组织学特征的理解。我们也期待通过各位研究者积累的详细研究成果，从而明确表层部分所见结果，增加使用更为贴切的术语分类，以提高除菌后发现的胃癌诊断的准确性。

致谢

在本文末尾，特别向为我们提供大力帮助的野田启人老师（日本医科大学附属病院消化器内科）、藤崎顺子老师（癌症研究会有明病院消化器内科），以及为制作高质量标本尽心尽力付出的癌症研究会病理部技师等各位表示深深的感谢。

参考文献

[1]八木一芳、味冈洋一. H. pylori除菌后发见胃癌の内视镜诊断. 医学书院, 2016.

[2]Ito M, Tanaka S, Takata S, et al. Morphological changes in human gastric tumours after eradication therapy of Helicobacter pylori in a short-term follow-up. Aliment Pharmacol Ther 21: 559–566, 2005.

[3]Kitamura Y, Ito M, Matsuo T, et al. Characteristic epithelium with low-grade atypia appears on the surface of gastric cancer after successful Helicobacter pylori eradication therapy. Helicobacter 19: 289–295, 2014.

[4]Masuda K, Urabe Y, Ito M, et al. Genomic landscape of epithelium with low-grade atypia on gastric cancer after Helicobacter pylori eradication therapy. J Gastroenterol 54: 907–915, 2019.

[5]Kobayashi M, Hashimoto S, Nishikura K, et al. Magnifying narrow-band imaging of surface maturation in early differentiated-type gastric cancers after Helicobacter pylori eradication. J Gastroenterol 48: 1332–1342, 2013.

[6]Saka A, Yagi K, Nimura S. Endoscopic and histological features of gastric cancers after successful Helicobacter pylori eradication therapy. Gastric Cancer 19: 524–530, 2016.

[7]Noda H, Kaise M, Wada R, et al. Characteristics of non-neoplastic epithelium that appears within gastric cancer with and without Helicobacter pylori eradication: a retrospective study. PLoS One 16: e0248333, 2021.

[8]二村聡、坂晓子、八木一芳. 除菌後発見胃癌の病理組織学の特徴. 胃と腸 51: 742–749, 2016.

[9]河内洋. Helicobacter pylori現感染・除菌後胃がんの病理学の特徴. Helicobacter Res 24: 162–167, 2020.

[10]小林正明、橋本哲、水野研一、他. 除菌後発見胃癌の内視鏡の特徴と病理像—拡大内視鏡を中心に. 胃と腸 51: 766–777, 2016.

[11]伊藤公訓、田中信治、茶山一彰. 除菌後胃がんの表層粘膜の特徴と内視鏡所見. 消化器内科 2: 46–50, 2020.

Summary

Pathological Diagnosis of Gastric Cancer Detected after Eradication Therapy

Hiroshi Kawachi[1-2], Kaoru Nakano

Recently, cases of gastric adenocarcinoma that are detected after eradication therapy for Helicobacter pylori have been increasing. After the eradication, non-neoplastic background mucosa shows a combination of proper gastric and intestinalized epithelia. Histologically, non-neoplastic foveolar epithelium or intestinalized epithelium covers cancerous tubuli at the mucosal surface of a lesion, resulting in the difficulty of endoscopic diagnosis. Surface differentiation of cancerous epithelium with low-grade cytological atypia is also observed. Histological discrimination of the covering of non-neoplastic epithelium and surface differentiation of cancerous epithelium is occasionally difficult. For this purpose, careful examination by the pathologists is mandatory.

[1]Department of Pathology, Cancer Institute Hospital of Japanese Foundation for Cancer Research, Tokyo.

[2]Division of Pathology, Cancer Institute of Japanese Foundation for Cancer Research, Tokyo.

除菌后发现胃癌的 X 线诊断

小田 丈二[1]

入口 阳介

水谷 胜[2]

富野 泰弘[1]

山里 哲郎[2]

依光 展和[1]

园田 隆贺[3]

岸 大辅[1]

安川 佳美

雾生 信明

清水 孝悦

中河原 亚希子

桥本 真纪子

山村 彰彦[4]

细井 董三[1]

摘要●过去，日本大部分胃癌病例是在伴有幽门螺杆菌感染的慢性胃炎相关背景下发生的。但是，我们认为今后发现的胃癌大多都是未感染幽门螺杆菌的胃癌，或幽门螺杆菌除菌后的胃癌。本次，我们在对幽门螺杆菌除菌后发现胃癌进行X线诊断的基础上，对筛查、精查时应注意的临床特征和X线所见进行了研究探讨。结果发现，在幽门螺杆菌除菌后的早期胃癌进行的X线筛查中，男性、重度萎缩黏膜的L~M区域的凹陷型、浅表型分化型腺癌为高危因素。在精密X线造影检查中，与之前的检查、诊断的注意点相比并无特别变化，只是我们的关注对象变成了那些相对较小的病变，所以需要更为细致的摄片和读片。

关键词 ┃ 幽门螺杆菌　除菌治疗　除菌后胃癌　X 线诊断

[1] 東京都がん検診センター消化器内科　〒183-0042 東京都府中市武蔵台 2 丁目 9-2　E-mail：johjioda@gmail.com
[2] 東京都保健医療公社荏原病院消化器内科
[3] 熊本大学病院消化器内科
[4] 東京都がん検診センター検査科

前言

过去，在日本恶性肿瘤中死亡率最高的是胃癌，而且其中大多数都是在慢性萎缩性胃炎的背景下发生的。胃的检诊是为了减少由胃癌引起的死亡，因此以早期发现为目的。此后，人们认识到幽门螺杆菌（*Helicobacter pylori*）是导致胃癌的主要原因。日本于 2013 年将除菌治疗纳入保险适用范围，作为胃癌的一级预防已得到广泛普及。因此，我们将迎来这样的时代，即未来发现的大多数胃癌要么是未感染幽门螺杆菌的胃癌，要么是幽门螺杆菌除菌后的胃癌。笔者等迄今为止所学习和经历的胃癌诊断，几乎都是在伴有幽门螺杆菌感染的慢性胃炎背景下发生的胃癌。今后，有必要考虑那些没有见过的形态的胃肿瘤的诊断。

本次，我们将针对幽门螺杆菌除菌后发现胃癌的 X 线诊断，特别是在筛查中发现病变，在对 X 线影像进行解读时的注意点，根据我们中心的研究结果来进行阐述。

此外，在本文中，除了上述的研究之外，对于除菌后胃癌病例进行精细检查，与一般的精密 X 线造影检查之间的不同之处，我们将结合实际的病例进行解说。

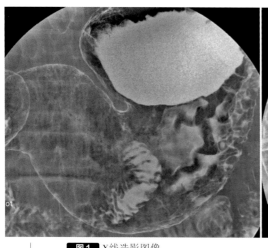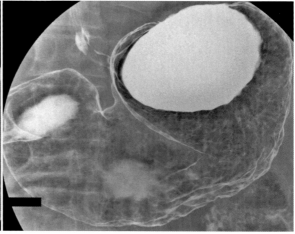

a	b	**图1** X线造影图像

a 除菌前仰卧位正面位图像。
b 除菌后8年的仰卧位正面位图像。

随时间变化的除菌后胃黏膜X线造影检查

　　除菌后胃黏膜随着时间会发生变化，本文将对 X 线造影图像的相关变化进行论述。关于除菌后 X 线造影图像的变化，有报告指出，在皱襞肿大明显的病例中，其皱襞会缩小，而在胃小区图像明显的病例中，胃小区的模样会变得不清楚。我们认为，实际上对除菌后 X 线造影图像常常就是这样进行读片的。如果可以进行问诊并与过去的图像进行比较的话，诊断会变得容易。但如果仅根据当时拍摄的图像来判断幽门螺杆菌感染状态，这就需要注意了。实际上，萩原等也曾报告在胃 X 线检诊时，在 131 例除菌后病例的背景胃黏膜诊断中，有 19 例（14.5%）被解读为胃癌低风险组的未感染病例。

　　下面展示实际检诊的 X 线造影图像。**图1** 显示了除菌前和除菌后 8 年的仰卧位正面位图像。除菌前（**图1a**）皱襞肿胀、扭曲明显，但除菌后（**图1b**）肿胀的皱襞缩小。此外，**图2** 显示了除菌前和除菌后 5 年患者俯卧位正面位图像。可以发现，除菌前胃小区模样很明显（**图2a**），但在除菌后就变得模糊了（**图2b**）。

对象与方法

　　本次，我们对幽门螺杆菌除菌后发现的胃癌进行了 X 线诊断，在此基础上，对筛查和精查时应注意的临床特征和临床表现进行了研究探讨。2016 年 4 月至 2021 年 3 月这 5 年期间，在我们中心发现并确诊的 623 例胃癌中，排除晚期癌及残胃癌，同时性多发胃癌，以及无法确定是否除菌、除菌的时间和成功与否不明的病例，A 型胃炎，未感染幽门螺杆菌胃癌病例后，纳入 355 例为研究对象。病例的详细内容为，现症感染的为 210 例，除菌后的为 145 例。除菌后的病例进一步分为除菌后不满 5 年和 5 年以上，分别为 53 例和 92 例。为了调查在胃 X 线检查中哪些特征性表现对发现病变有用，我们对除菌后病例中发现癌时的胃黏膜的萎缩程度、存在部位、肉眼形态等进行了调查。

结果

　　萎缩程度分为轻度（C-1 ～ C-2）、中度（C-3 ～ O-1）、重度（O-2 ～ O-3）3 组，病变部位分为 L、M、U。**表1** 显示了除菌后的时间、发现癌时的萎缩程度以及病变的部位。在除菌后不满 5 年的 53 例中，萎缩程度为轻度

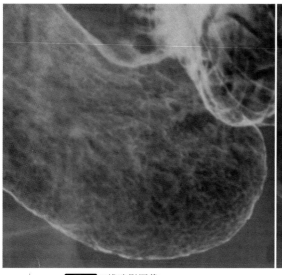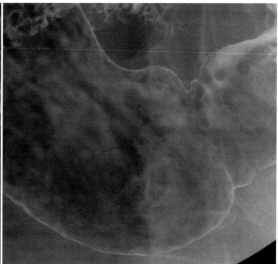

<table>
<tr><td>a</td><td>b</td></tr>
</table>

图2 X线造影图像
a 除菌前俯卧位正面位图像。
b 除菌5年后的俯卧位正面位图像。

表1 除菌后的年数和萎缩程度以及与病变部位之间的关系

萎缩程度	部位	不满5年	5年以上
C-1 ~ C-2	L	1	1
	M	0	1
	U	1	1
C-3 ~ O-1	L	8	14
	M	11	15
	U	2	7
O-2 ~ O-3	L	11	21
	M	15	24
	U	4	8
合计		53	92

表2 除菌后的年数和发现胃癌的临床特征（性别、肉眼形态以及组织类型）

	不满5年	5年以上
性别（男性：女性）	48：5	82：10
肉眼形态		
凹陷型、浅表型	43	80
隆起型	10	12
组织类型		
分化型	46	86
低分化型	7	6

（C-1 ~ C-2）的为 2 例（3.8%），中度的为（C-3 ~ O-1）21 例（39.6%），重度的（O-2 至 O-3）为 30 例（56.6%），重度的较多。存在部位中，L 组为 20 例（37.7%），M 组为 26 例（49.1%），U 组为 7 例（13.2%）。

另外，在除菌后 5 年以上的 92 例中，萎缩程度为轻度（C-1 ~ C-2）的为 3 例（3.3%），中度（C-3 ~ O-1）的为 36 例（39.1%），重度（O-2 ~ O-3）的为 53 例（57.6%），重度的较多。存在部位中，L 组为 36 例（39.1%），

M 组为 40 例（43.5%），U 组为 16 例（17.4%）。

肉眼形态中，和之前的报告相同，145 例中有 123 例为以凹陷型、浅表型为主的病变。组织类型中，132 例（91.0%）为分化型（**表 2**）。

病例

[**病例 1**] 60 余岁，男性。除菌后 9 年，胃体中部小弯，0- IIc 型，分化型。

患者在我们中心接受了胃 X 线常规检诊，怀疑胃体中部小弯存在凹陷性病变（**图**

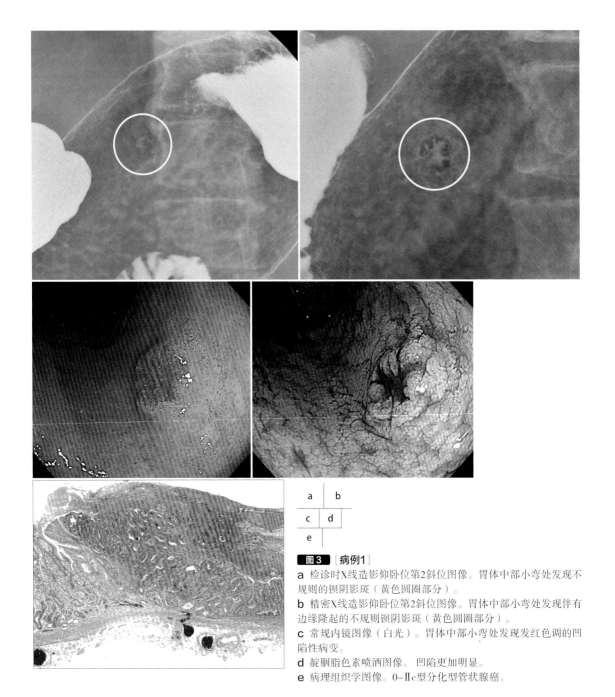

a	b
c	d
e	

图3 [病例1]

a 检诊时X线造影仰卧位第2斜位图像。胃体中部小弯处发现不规则的钡阴影斑（黄色圆圈部分）。

b 精密X线造影仰卧位第2斜位图像。胃体中部小弯处发现伴有边缘隆起的不规则钡阴影斑（黄色圆圈部分）。

c 常规内镜图像（白光）。胃体中部小弯处发现发红色调的凹陷性病变。

d 靛胭脂色素喷洒图像。凹陷更加明显。

e 病理组织学图像。0-Ⅱc型分化型管状腺癌。

3a），需要进行精查。精密X线造影检查显示其为周围伴有边缘隆起的不规则凹陷性病变（**图3b**）。通过上消化道内镜检查（esophagogastroduodenoscopy，EGD）也同样发现病变（**图3c、d**），进行了内镜下黏膜剥离术（endoscopic submucosal dissection，ESD）。

病理组织学图像如**图3e**所示。最终病理诊断为高 - 中分化型管状腺癌，0-Ⅱc型，pT1a（M），8 mm×6 mm，tub1＞tub2，Ly0，V0。黏液性质为，MUC5AC（+），MUC6（-），CD10（++），MUC2（++），为小肠型病变。

[**病例2**] 60余岁，男性。除菌后6年，

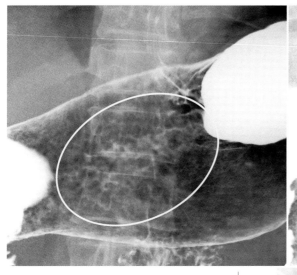
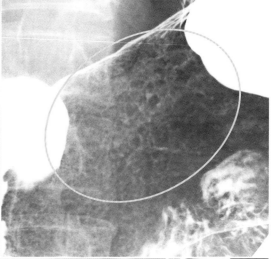

a	b
	c

图4［病例2］
a 检诊时X线造影仰卧位第2斜位图像。胃体中部小弯处发现一个淡淡的钡阴影斑（黄色圆圈部分）。
b 检诊时X线造影追加摄片。胃体中部小弯处发现一个淡淡的钡阴影斑（黄色圆圈部分）。
c 精密X线造影仰卧位摄片。胃体中上部小弯处发现伴有颗粒状阴影的黏膜不规则区域（黄色箭头部分）。

胃体中上部小弯，0-Ⅱb+Ⅱc型，分化型。

　　在我们中心进行了胃X线团体检诊，发现胃体中部小弯处黏膜异常（**图4a、b**），需要进行精查。精密X线造影检查在胃体中上部小弯中央发现伴有颗粒状阴影的边界不清晰的不规则黏膜区域（**图4c**）。在EGD中，同样可以发现边界不明显的表面平坦型病变（**图4d、e**）。口侧边界不清晰，进行了全胃切除手术。切除后固定标本见**图4f**，病理组织学图像见**图4g**。最终病理诊断为高分化型管状腺癌，0-Ⅱb+Ⅱc型，pT1a（M），40 mm×32 mm，Ly0，V0，pN0。

　　［**病例3**］　70余岁，男性。除菌后10年以上，胃体下部后壁，0-Ⅱc型，分化型。

　　这是早期胃癌进行内镜治疗后随访中发现的病例。精密X线造影检查可见胃体下部大弯有一处ESD瘢痕，其口侧有一个淡淡的不规则阴影斑点（**图5a**）。EGD也是如此（**图5b、c**）。进行了ESD，最终病理诊断为高-中分化型管状腺癌，0-Ⅱc型，pT1a（M），10 mm×9 mm，tub1+tub2，Ly0，V0。黏液性质为MUC5AC（+++），MUC6（++），CD10（-），MUC2（-），为胃型病变。

　　［**病例4**］　70余岁，男性。除菌后5年，

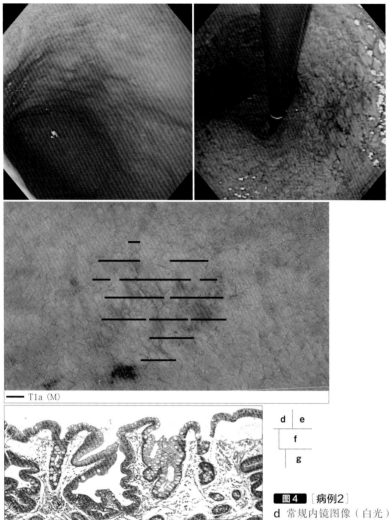

— T1a（M）

d | e
f
g

图4 ［病例2］

d 常规内镜图像（白光）。俯视观察可以发现在胃体中上部小弯处有发红色调的病变。

e 靛胭脂色素喷洒图像。胃体中上部小弯处可见边界不清的病变。

f 切除后固定标本的复原图。边界不清的表面平坦型病变。

g 病理组织学图像。表层可见非癌上皮。

胃体中部小弯，0-Ⅱc型，分化型。

这是以检诊为目的行EGD发现的病例。精密X线造影检查可以发现胃体中部小弯有不规则的钡斑（**图6a**）。X线造影图像没有发现病变部位有明显肥厚。进行EGD也是如此（**图6b、c**）。进行了ESD，内镜切除后的固定标本（**图6d**）和病理组织学图像（**图6e**）中，可以发现胃底腺黏膜腺颈部深层，从中小腺管状到不规则腺管状，有不规则分支、类似

于主细胞的、异型度较低的高分化型管状腺癌。此外，在保留黏膜肌层的同时，在病变部分区域可见扩张的癌腺管向黏膜下层浸润。最终病理诊断为高分化型管状腺癌，0-Ⅱc型，33 mm×22 mm，pT1b2（SM2 1175 μm），Ly0，V0。黏液性质为MUC5AC（－），MUC6（－），CD10（＋＋＋），MUC2（＋＋），为小肠型病变。

［**病例5**］ 60余岁，女性。除菌后5年，胃角小弯，4型，分化型。

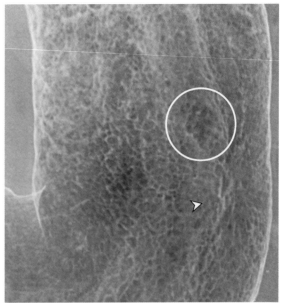

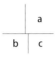

图5 ［病例3］

a 精密 X 线造影仰卧位第1斜位图像。胃体下部后壁可见伴有边缘隆起的淡淡的钡斑（黄色圆圈部分）。在肛侧发现瘢痕（黄色箭头所示）。

b 常规内镜图像（白光）。胃体下部后壁可见发红色调的凹陷性病变，其肛侧可见瘢痕。

c 靛胭脂色素喷洒图像。伴有边缘隆起的不规则凹陷性病变。

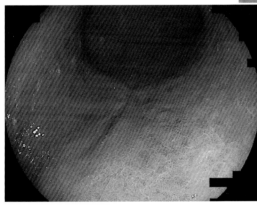

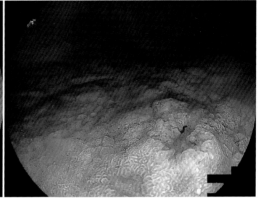

患者没有特别的主观症状，以检诊为目的进行 EGD 发现了病变。精密 X 线造影检查发现胃角小弯变形，角度增大（**图 7a**），诊断为浸润至黏膜下层更深的高度浸润的病变。尽管 EGD 发现多发的糜烂，但整个病变的边界不清，不能诊断为明显的晚期癌（**图 7b、c**）。由于 X 线造影检查怀疑为 4 型病变，因此进行了包括口侧在内的幽门侧胃切除术。切除后固定标本如**图 7d** 所示，放大图像如**图 7e** 所示。最终病理诊断为高 - 中分化型管状腺癌，4 型，pT4a（SE），87 mm×50 mm，Ly3，V1，pN3a（8/31）。

讨论

在进行胃 X 线筛查读片时，重要的是要考虑除菌后的 X 线造影图像的特征，以及除菌后发现胃癌的临床特征。除了明确是未感染幽门螺杆菌或怀疑是明确的现症感染的病例外，需要考虑既往感染和除菌后的情况，当然也有判断不明的病例。据相关报告，除菌后胃癌的临床特征为男性、以重度萎缩黏膜为背景，发生在 L ~ M 区域的 20 mm 以下的凹陷型、浅表型的分化型病变。实际上，本次研究也表明，在男性、重度萎缩的背景下，L ~ M 区域存在凹陷型、浅表型的分化型病变也是相关高危因

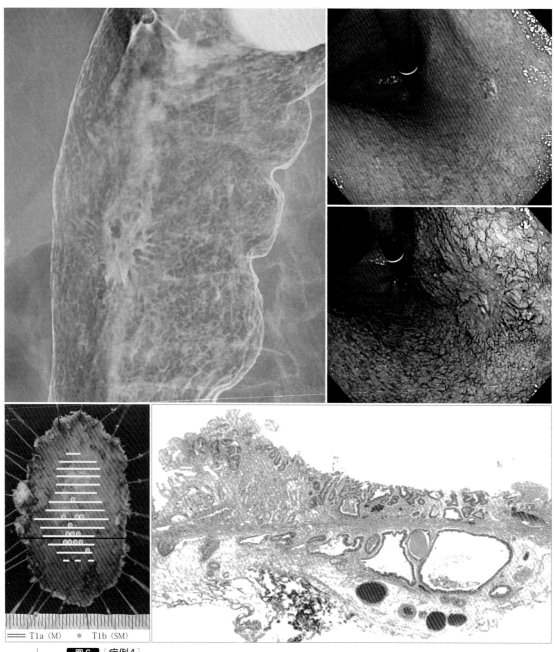

图6 [病例4]

a 精密X线造影仰卧位第2斜位图像。 胃体中部后壁可见不规则的钡斑。

b 常规内镜图像（白光）。胃体中部小弯近后壁可见伴有糜烂发红的凹陷性病变。

c 靛胭脂色素喷洒图像。可见伴有边缘隆起的凹陷性病变。

d 内镜切除后固定标本的复原图。

e 病理组织学图像（d的黑线部分）。扩张的癌腺管向黏膜下层浸润。

─── T1a（M）   ● T1b（SM）

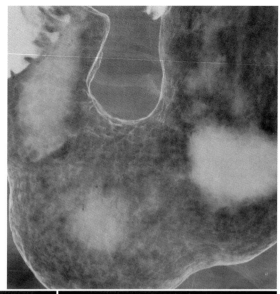

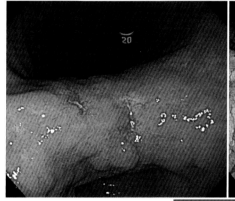
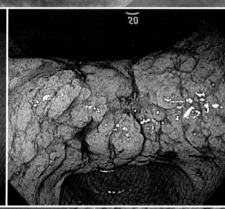

图7 ［病例5］

a 精密X线造影仰卧位正面位图像。 观察到胃角小弯的角度增大和变形。

b 常规内镜图像（白光）。胃角小弯处可见不规则糜烂，病变的边界不清晰。

c 靛胭脂色素喷洒图像。

d 切除后固定标本。胃角～胃体下部小弯明显增厚（黄色圆圈部分）。

e 病理组织学图像。 癌主要从黏膜下层浸润到固有肌层。

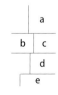

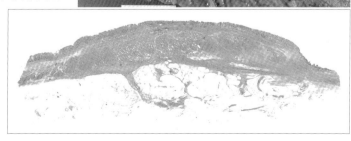

素。目前，除菌后胃癌需要结合上述临床特征来进行影像学读片。

一般来说，在 X 线摄片时，比起淡淡的钡剂堆积的图像，我们更容易注意到钡剂排出的图像。因此，为了发现凹陷性病变，重要的是关注凹陷周围的边缘隆起，或者在钡剂黏附较好的双重造影条件下来进行摄片。幸运的是，除菌后胃体部皱襞肿大缩小，慢性炎症逐渐消退，黏稠黏液的影响也减少，这样也容易获得钡剂对胃黏膜的清洗效果，也可以期待钡剂附着变好。

[病例 1]除菌后 9 年，通过胃 X 线检诊发现的病例，通过体位翻转，黏膜被洗干净，钡剂附着良好，描绘出了不规则的钡阴影斑，所以能够发现病变。

[病例 2]本次研究时间段之外，除菌后随访 6 年，在胃 X 线检诊中观察到胃体中上部小弯阴影斑而发现的病例。虽然进行了追加摄片，可以发现病变，但这是一个很难进行定性诊断的病例。本书登载的病例，包含了在临床上很少遇到的各种胃癌病例，尤其是早期胃癌，这种情况下仅仅通过寻找与以前遇到过的胃癌相似性来进行诊断的话，有时可能难以处理。马场等将病理组织学上胃癌诊断的异型度的想法应用于肉眼观察和 X 线造影观察，提出肉眼异型度的概念，通过使用这一概念，可以表现出"与正常影像的形态差异"的程度。这样考虑的话，[病例 2]是类似胃炎的早期胃癌，可以说是"与正常影像的形态差异"的程度较轻的癌。作为其理由，不仅是表面平坦型这种肉眼形态，而且在病理组织学的观察结果中，黏膜内癌的表层中，在各个部位都夹杂存在非癌上皮，因此很难发现与正常形态上的差异。

[病例 3]除菌后随访 10 年以上，早期胃癌 ESD 后，在术后定期随访中发现的病例。关于除菌后的 X 线造影图像的特征，中岛等描述为"在胃小区明显的病例中，黏膜模样不明显的原因是除菌导致黏膜炎症消退，高度变低，胃小区之间的窝沟就相对变浅了"。实际上，

在检诊的 X 线摄影中常有这样的倾向，但在除菌后黏膜仍然存在凹凸不平的病例中，或者像本病例这样进行精密 X 线造影检查时，由于不受黏稠黏液的影响，所以能够将胃小区的模样清晰地刻画出来。

[病例 4]再次确认了 X 线对于客观地观察病变的口侧与食管胃结合部之间的距离是有用的。实际上，虽然选择了内镜治疗，但也考虑了是否行手术切除，在手术方式的选择上就很需要这样的临床信息。另外，通过钡剂流动同时摄片观察病变的厚度，但未能发现病变明显增厚，所以选择了内镜治疗。尽管最终病理诊断发现有 SM 浸润，但病变保留着黏膜肌层、浸润部位为扩张的腺管，所以对病变厚度的观察，和原来的 X 线造影检查一样，都很困难。

[病例 5]进展期癌，虽然不是我们的研究对象，但内镜下呈早期胃癌的形态，是 X 线造影检查对浸润深度诊断也有价值的病例。X 线造影检查发现胃角变形，角度变大，但没有明显的溃疡形成，怀疑是 4 型的浸润形式的病变。

结语

我们从 X 线诊断的方面对幽门螺杆菌除菌后胃癌进行了阐述。作为 X 线造影检查的任务，筛查和精查都很重要。但进行 X 线筛查，是为了发现病变，其注意点是牢记除菌后胃癌的临床特征后进行摄片和读片，这是最重要的。除菌后发现早期胃癌中，比较小的浅表型、凹陷型病变较多，作为筛查对象，其难度较大，因此需要采用造影效果好且全面的摄片来解决。

精密 X 线造影检查与原来的 X 线摄影以及读片基本上没有差异，和以前相同。考虑到病变呈胃炎样改变、边界不清，我们需要进行更为仔细的摄片和读片。

参考文献
[1]中岛滋美，伊藤高広，九嶋亮治，他. 胃X線検査による H. pylori感染診断アトラス，第2版. 関西消化管造影懇話会，2014.
[2]萩原武，寺門洋平，西岡均，他. Helicobacter pylori除菌治療後の検診受診者に対する胃X線検査による感染

診断の検討―診断精度と問題点．日消がん検診誌　54:
42-51, 2016.

[3]春間賢，武進，永原章仁，他．*Helicobacter pylori*除菌
後10年以上経過して発見された胃癌症例の検討―多施
設共同調査．胃と腸　47: 1623-1629, 2012.

[4]鎌田智有，間部克裕，深瀬和利，他．*Helicobacter pylori*除菌後に発見された胃癌症例の臨床病理学的特
徴―多施設集計100症例の検討から．胃と腸　43: 1810-
1819, 2008.

[5]鎌田智有，春間賢，井上和彦，他．除菌後発見胃癌の
臨床的特徴―除菌後10年未満と10年以上で発見された
胃癌の比較．胃と腸　51: 750-758, 2016.

[6]伊藤公訓，小刀崇弘，保田智之，他．*Helicobacter pylori*除菌後の胃がん．Gatroenterol Endosc　60: 5-13,
2018.

[7]春間賢（監），井上和彦（編）．*H. pylori*既感染者の胃
内視鏡診断アトラス．金芳堂，2021.

[8]佐藤哲也，木村浩之，梶原篤，他．胃X線検査によ
るHp感染の判定について―胃X線検査によるHp未感
染・現感染・既感染の鑑別を考える．日放技誌　66:
1364-1371, 2019.

[9]馬場保昌，吉田諭史．発見例100例にみる胃癌X線診断
の究極．ベクトル・コア，2016.

[10]Ito M, Tanaka S, Takata S, et al. Morphological changes
in human gastric tumours after eradication therapy of
Helicobacter pylori in a short-term follow-up. Aliment
Pharmacol Ther　21: 559-566, 2005.

[11]八木一芳，味岡洋一．*H. pylori*除菌後発見胃癌の内視
鏡診断．医学書院，2016.

[12]二村聡，坂暁子，八木一芳．除菌後発見胃癌の病理組
織学的特徴．胃と腸　51: 742-749, 2016.

[13]伊藤公訓，小刀崇弘，保田智之，他．除菌後発見胃癌
の内視鏡的特徴と病理像―*Helicobacter pylori*除菌治療
により胃腫瘍は正常化するか？　胃と腸　51: 759-765,
2016.

Summary

X-ray Diagnosis of Gastric Cancer Found after Eradication

Johji Oda[1], Yousuke Iriguchi,
Masaru Mizutani[2], Yasuhiro Tomino[1],
Tetsurou Yamazato[3], Nobukazu Yorimitsu,
Takayoshi Sonoda, Daisuke Kishi,
Yoshimi Yasukawa, Nobuaki Kiriu,
Takayoshi Shimizu, Akiko Nakagawara,
Makiko Hashimoto, Akihiko Yamamura[4],
Touzou Hosoi[1]

Previously, most gastric cancer cases in Japan were caused
by chronic gastritis associated with *H. pylori* (*Helicobacter pylori*) infection. However, most gastric cancers discovered will
be expected to be *H. pylori* negative gastric cancer or gastric
cancer after *H. pylori* eradication. From this study, screening
X-rays for early gastric cancer after eradication showed that
attention should be paid to men who have depressed and
differentiated adenocarcinoma in the lower-to-middle lesion
with highly atrophic mucosa. Detail X-ray examination does
not particularly differ from conventional X-ray examination and
diagnosis ; however, it targets relatively small lesions, and thus
more detailed imaging and interpretation are required.

[1]Department of Gastroenterology, Tokyo Metropolitan Cancer
Detection Center, Tokyo.
[2]Department of Gastroenterology, Ebara Hospital, Tokyo.
[3]Department of Gastroenterology, Kumamoto University
Hospital, Kumamoto, Japan.
[4]Department of Pathology, Tokyo Metropolitan Cancer Detection
Center, Tokyo.

除菌后发现胃癌的内镜诊断

——从常规观察的角度：使用 NBI 观察绿色上皮的方法

八木 一芳 [1]

星 隆洋

阿部 聪司

森田 慎一

须田 刚士

中村 厚夫 [2]

寺井 崇二 [3]

摘要● 使用NBI观察早期胃癌，常常可以发现癌呈茶色，被绿色的上皮所包围。我们将这种绿色的上皮命名为绿色上皮。通过免疫组织化学染色进行病理组织学图像研究，结果发现常见的情况是MUC2弥漫性阳性肠上皮化生（包括不完全型肠上皮化生与完全型肠上皮化生这两种情况）。另外，通过免疫组织化学染色发现，在癌的部分也有MUC2，但它很少像肠上皮化生那样呈弥漫性阳性。因此，我们认为癌经常被观察到呈茶色。通过这种茶色和绿色之间的对比，许多病变可以被发现，识别为癌。我们认为，这对于常规观察中比较难发现的除菌后发现胃癌很有价值，因此在这里进行介绍。

关键词 除菌后发现胃癌 绿色上皮 幽门螺杆菌 NBI 内镜观察 免疫组织化学染色

[1] 新潟大学地域医療教育センター・魚沼基幹病院消化器内科 〒949–7302 南魚沼市浦佐 4132
[2] 新潟県立吉田病院内科
[3] 新潟大学大学院医歯学総合研究科消化器内科学分野

前言

除菌后胃癌有两种类型："除菌后发生的胃癌"和"除菌前存在，但除菌后发现的胃癌"。两者的区别在其发生学上非常有趣，而实际上却很难区分。为了强调"除菌之后发现的胃癌，不论它是发生在除菌前还是除菌后"这一概念，本系列在 2016 年以"除菌后发现胃癌"为题组织了特集。为了尊重这一立场，本文也使用"除菌后发现胃癌"一词。如果将来能诞生"除菌后发生胃癌"这样的概念，并能就其特征进行讨论的话，那也将是非常有趣的。

据报道，除菌后发现胃癌与之前的癌相比，可以发现肿瘤病变平坦化和模糊化，对其进行定性诊断，尤其在范围诊断中较为困难的病变并不少见。已有研究从病理组织学上对这种现象发生的原因进行了探讨。虽然这种胃癌乍一看像胃炎，但如果对病变与背景黏膜之间的差异进行仔细的观察，就会发现其范围诊断并不困难。

笔者对除菌后发现胃癌的内镜表现和病理组织学的所见进行了仔细的一一对应，结果发现，有很大一部分除菌后发现胃癌呈茶色，其邻近的背景黏膜被绿色的上皮［准确地说，是一种类似老竹子的颜色（**图 1**）］所包围，这样就可以识别出癌。我们将这种接近绿色的上皮命名为绿色上皮（green epithelium）。用免疫组织化学染色对这样的绿色和茶色区域对比

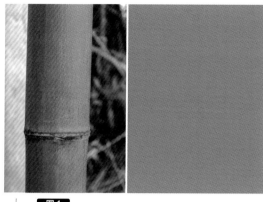

a|b 图1

a 有年份的竹子。老竹色就是从这种颜色衍生出来的。
b 老竹子的颜色样本。

表1 癌的部分与背景黏膜的颜色及其与免疫组织化学染色的关系

	MUC2	CD10	MUC5AC
背景黏膜			
茶色黏膜（n=24）	6（25.0%）	2（8.3%）	22（91.7%）
绿色黏膜（n=18）	18（100%）	10（55.6%）	10（55.6%）
癌的部分			
茶色的癌部分（n=34）	6（17.6%）	8（23.5%）	12（35.3%）
绿色的癌部分（n=8）	6（75.0%）	0（0）	3（37.5%）

［Yagi K, et al. Green epithelium revealed by narrow-band imaging（NBI）: a feature for practical assessment of extent of gastric cancer after *H. pylori* eradication. Endosc Int Open 6: E1289-1295, 2018より一部改変して作成）］

表2 癌的部分的颜色与免疫组织化学染色的组合

	MUC2 + CD10	MUC2 + MUC5AC	单独MUC2	单独CD10	单独 MUC5AC	不染色
茶色的癌部分（n=34）	4（11.8%）	0（0）	2（5.9%）	4（11.8%）	12（35.3%）	12（35.3%）
绿色的癌部分（n=8）	0（0）	2（25.0%）	4（50.0%）	0（0）	1（12.5%）	1（12.5%）

［Yagi K, et al. Green epithelium revealed by narrow-band imaging（NBI）: a feature for practical assessment of extent of gastric cancer after *H. pylori* eradication. Endosc Int Open 6: E1289-1295, 2018より一部改変して作成］

进行病理组织学检查，研究发现，MUC2弥漫性阳性的区域倾向于绿色，尤其是肠上皮化生区域呈绿色。本文将介绍该研究的结果。此外，需要注意的是，不是所有在NBI观察下呈绿色的都是肠上皮化生，和茶色的黏膜进行对比是非常重要的。

对象与方法

收集2004—2017年在新潟县立吉田医院接受内镜下黏膜剥离术（endoscopic submucosal dissection，ESD）的除菌后胃癌患者44例，将NBI内镜图像中癌的部分和背景黏膜的颜色分为绿色和茶色，分别在相应部位的组织切片上进行MUC2、CD10和MUC5AC免疫染色。然后，对观察到绿色或茶色部分的黏液性状进行研究。

免疫染色的评价通过视觉模拟量表（visual analog scale）在0～+3的范围中给予评估。评估的标准为：无染色为0，观察到1/3以下腺管阳性的为+1，观察到1/3～2/3腺管阳性的为+2，观察到2/3以上腺管阳性的为+3。最后，0和+1为阴性，+2和+3为阳性。

结果

表1显示了癌的部分和背景黏膜的颜色及其与MUC2、CD10和MUC5AC之间的关系。

背景黏膜呈茶色的有24个病变，MUC5AC阳性的有22个病变（91.7%）。其中，18个病变为单独MUC5AC的胃型上皮，有4个病变MUC2也为阳性，为不完全型肠上皮化生。另外，背景黏膜呈绿色的有18个病变，这18个病变（100%）MUC2也是阳性。有10个病变（55.6%）为MUC5AC阳性，MUC2也全部呈阳性，为不完全型肠上皮化生。

癌的部分呈茶色的病变为34个，呈绿色的有8个病变，茶色占81%。

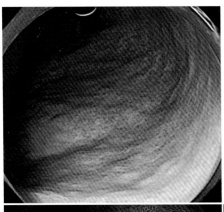

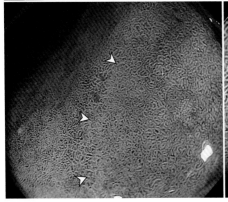
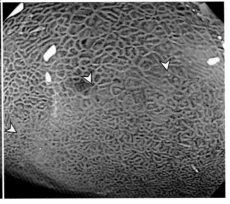

a	图2 ［病例1］
b	c
a 常规内镜图像。由于血管透见不佳，怀疑是癌。
b NBI低倍放大图像。绿色区域包围的茶色部分是癌（黄色箭头）。
c NBI放大图像。茶色的癌在绿色背景中清晰可见。黄色箭头所指是癌。

由于癌的黏液性状很复杂，**表2**显示了各种组合的情况。茶色病变中，单独 CD10 的有 4 个病变（11.8%），单独 MUC5AC 的有 12 个病变（35.3%），还有 12 个病变没有染色（35.3%）。而绿色病变中，MUC2 和 MUC5AC 混杂存在的有 2 个病变（25.0%），单独 MUC2 的有 4 个病变（50.0%）。

综合以上结果，背景黏膜 MUC2 阳性时，往往有呈绿色的倾向，在 MUC2 阳性且 MUC5AC 阳性的不完全型肠上皮化生以及 MUC2 阳性且 CD10 阳性的完全型肠上皮化生这两种情况下都有这样的倾向。另外，除了 MUC2 广泛阳性（+2 和 +3）以外，癌往往都有呈茶色的倾向。

病例

1. 背景黏膜为绿色，癌的部分为茶色

在 42 例病变中有 16 例背景黏膜为绿色，癌的部分为茶色。

［**病例1，图2，图3**］ 70 余岁，女性。

该病例因胃溃疡有除菌史。1 年后进行内镜检查，胃体中部血管透见不佳，怀疑为癌（**图2a**），NBI 放大内镜观察确定存在胃癌。但是，NBI 低倍放大观察病变时，癌的部分（**图2b**，黄色箭头）乍一看像胃炎。这就是经常说"除菌后发现胃癌呈胃炎样表现"的原因。但是，仔细观察该区域白区的形态（white zone pattern），可见形态多种多样，根据白区大小不等、形态不均一等情况，可以诊断为胃癌。

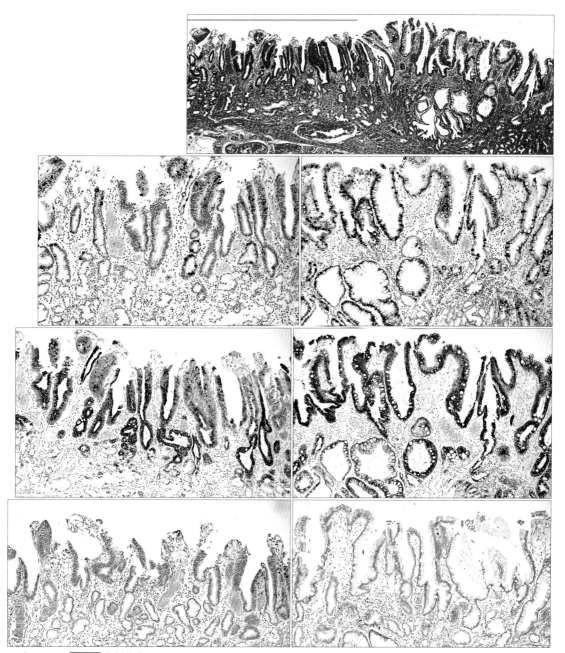

a	
b	c
d	e
f	g

图3 ［病例1］

a 图2b的病理组织学图像（HE染色）。蓝线部分是癌。

b 癌的部分散见MUC2 阳性细胞（阴性）。

c 背景黏膜中广泛存在MUC2（阳性）。

d 癌的部分MUC5AC 阳性。

e 背景黏膜MUC5AC 阳性。不完全型肠上皮化生。

f、g 癌的部分和背景黏膜CD10均呈阴性。

此外，周围黏膜为绿色上皮，病变部位为茶色，这些表现可以作为用于范围诊断的参考。病变的口侧被绿色上皮包围，通过茶色和绿色的对比可以更容易地进行范围诊断（**图2c**）。在诊断这个病变时，还没有绿色上皮这一概念，是根据放大所见进行诊断的。但是，现在回想起来，绿色上皮还是非常有参考价值的。

图2b的病理组织学图像如**图3a**所示，蓝线部分是癌。在癌的部分中散见MCU2阳性细胞，但分级判断为+1，也就是阴性（**图3b**）。另外，背景黏膜中广泛存在MUC2，分级判断为+3，也就是阳性（**图3c**）。根据MUC5AC（**图3d、e**）和CD10（**图3f、g**）染色结果，可以诊断背景黏膜为不完全型肠上皮化生。

［**病例2，图4，图5**］70余岁，男性。

绿色上皮这一概念被提出后，它被积极地用于诊断。在除菌后的胃中，胃型上皮和肠上皮化生混合存在的部分，发红色调和褪色色调的黏膜混合存在（**图4a**），这对于癌的观察比较困难。但是，癌却经常好发于这些部位。褪色区域被怀疑是癌（**图4b**）。接下来，我们尝试用NBI来进行观察，这样可以观察到被绿色上皮包围的茶色区域，并且其白区形态也被观察到是不规则的（**图4c**）。之后，通过放大观察确定是癌，并通过活检诊断为tub1，之后进行了ESD。

病理组织学图像如**图5**所示。**图5a**中的蓝线部分是癌。背景黏膜为MUC2阳性，MUC5AC也是阳性的不完全型肠上皮化生，但癌的部分为MUC2阴性（**图5b、c**）。

2. 背景黏膜和癌的部分都呈茶色

在42例病例中有18例背景黏膜和癌的部分均呈茶色，下面对其中1例进行解说。

［**病例3，图6，图7**］70余岁，男性。

该病例是在胃型上皮的背景黏膜中发生的胃型性质的癌。我们在之前ESD手术瘢痕的附近可见一处略微褪色的部分（**图6a**），对其进行NBI低倍放大观察。**图6a**中黄色框部分

的NBI放大图像中，根据白区形态不规则可见如黄色箭头所示的癌的边界（**图6b**），但色调对我们没有什么帮助。该病变口侧的范围诊断有些困难（**图6c**）。虽然从白区形态可以大致做出判断，但要做出准确的诊断，需要同时参考血管形态，这就要以更高的倍率进行放大观察（**图6d**）。不难想象，如果背景黏膜呈绿色的话，诊断会更加容易。

图7显示了病理组织学图像。**图7a**中蓝线部分是癌。癌的部分和背景黏膜都是MUC5AC阳性（**图7b**）、MUC2阴性（**图7c**）。这也可以理解为什么两者看起来都是呈茶色的，这种色调差异不明显对确定病变边界而言，也就没有什么参考价值。

讨论

采用NBI模式观察时，食管正常背景黏膜呈绿色，而食管鳞状上皮癌呈茶色，这种茶色区域和背景黏膜的对比，对癌的筛查是有用的。但是，有人认为NBI所见颜色的变化对胃癌的诊断没有价值。

没有幽门螺杆菌感染，可以观察到规则排列集合静脉（regular arrangement of collecting venules，RAC）的胃，采用NBI观察基本是呈茶色的。然而，在慢性胃炎中，当切换至NBI时，在看起来呈茶色的黏膜中会观察到绿色的黏膜（**图8a**）。之前我们就注意到这种情况，考虑似乎是肠上皮化生。另外，我们认为NBI观察到的亮蓝嵴（light blue crest，LBC；**图8b**）考虑为完全型肠上皮化生的刷状缘。

此外，我们还注意到有时癌呈茶色，而其背景黏膜呈绿色，我们认为这也是由于LBC的影响。但是，为了研究从慢性胃炎到肠上皮化生，以及癌的发生，我们用免疫组织化学染色的方法进行研究，我们发现，作为癌的背景黏膜，相比于MUC2阳性+MUC5AC阴性+CD10阳性的完全型肠上皮化生，MUC2阳性+MUC5AC阳性+CD10阴性的不完全型肠上皮化生更为常见。接着，我们对癌周围不完全型

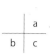

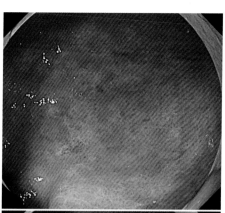

图4 〔病例2〕

a 常规内镜图像。除菌后的胃中，发红色调和褪色色调的黏膜混合存在。

b 常规内镜图像。由于和其他部分的色调存在差异，怀疑褪色区域为癌（黄色箭头）。

c NBI 内镜图像。可见被绿色上皮包围的茶色区域，其白区形态不规则，所以更加强烈怀疑为癌。

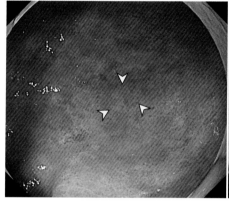

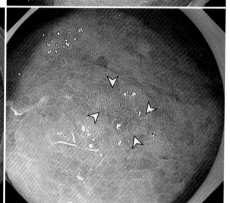

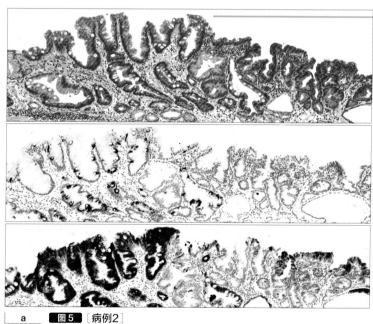

图5 〔病例2〕

a ESD 标本（HE 染色）。蓝线部分为癌。

b 癌的部分MUC2 阴性，背景黏膜MUC2 阳性。

c 背景黏膜MUC5AC也为阳性。不完全型肠上皮化生。

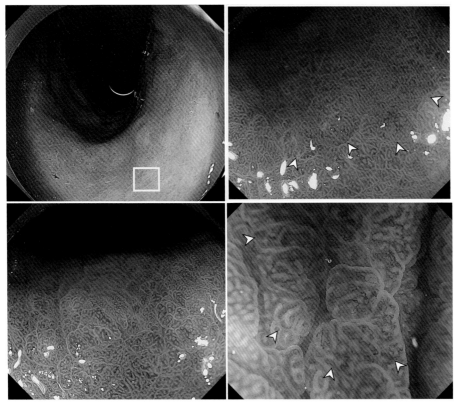

a	b
c	d

图6 ［病例3］

a 常规内镜图像。在 ESD 手术瘢痕附近可见褪色色调的黏膜，怀疑是癌。

b a中黄色框部分的NBI低倍放大图像。黄色箭头所指为癌的放大图像。

c b口侧的癌的边界。癌的部分和背景黏膜均为茶色，色调对边界诊断没什么帮助。

d 以最大倍数放大观察血管，黄色箭头所指为癌的边界。

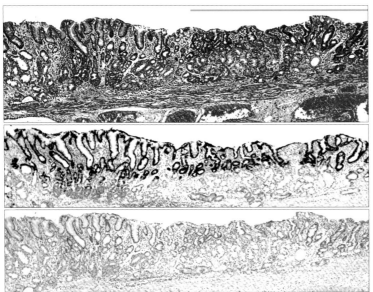

a
b
c

图7 ［病例3］

a 病理组织学图像（HE染色）。蓝线部分是癌。

b 癌的部分和背景黏膜MUC5AC为阳性。

c 癌的部分和背景黏膜MUC2为阴性。

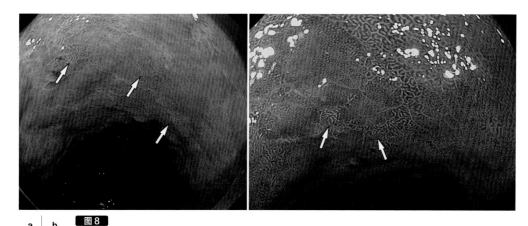

a | b   图8

a NBI非放大内镜图像。慢性胃炎胃体小弯。绿色部分（黄色箭头）怀疑是肠上皮化生。

b a的放大图像。茶色部分可以观察到圆形小凹，考虑为胃底腺黏膜。绿色部分观察到 LBC（黄色箭头），考虑为肠上皮化生。

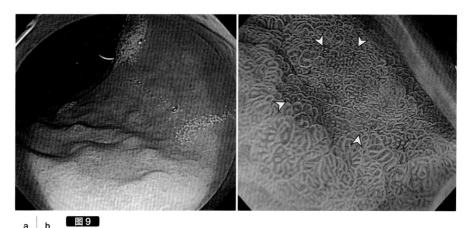

a | b   图9

a 常规内镜图像。胃体中部的前壁侧黏膜凹凸不平，凹陷部分为癌。

b a中凹陷部分的NBI低倍放大图像。黄色箭头所指为癌。

肠上皮化生的 NBI 内镜图像进行确认时，发现尽管 CD10 为阴性，但 NBI 内镜图像仍然是绿色的。因此，考虑到这种绿色的黏膜不受 CD10 的影响，可能与 MUC2 相关，我们决定进行 NBI 图像与免疫组化染色图像的对比研究，得到的结果如**表1**和**表2**所示。

我们试图确认单独 CD10 阳性用 NBI 观察是何种颜色，但在非癌黏膜中，单独 CD10 阳性的上皮在生物学上是不可能存在的，MUC2 和 CD10 总是同时存在的。然而，在癌中，单独 CD10 阳性的癌上皮确实存在。因此，我们对此类癌上皮进行了研究探讨，下面对此进行介绍。胃体中部前壁侧可以观察到黏膜凹凸不平（**图9a**），对凹陷部分进行NBI低倍放大观察，结果如**图9b**所示，**图9b**中黄色箭头所指为癌。而癌的口侧（**图9b**的上侧），在开口部分我们可以观察到 LBC，但癌整体为茶色。

图10为该部分的病理组织学图像。**图10a**中蓝线部分是癌。癌的部分为 CD10 阳性（**图10b**），但 MUC2（**图10d**）和 MUC5AC（**图10f**）均为阴性。背景黏膜 MUC5AC 阳性（**图10g**），CD10 为一部分阳性，但大部分阴性（**图10c**），MUC2 也是阴性（**图10e**）。从这个图像中，我们认为 CD10 阳性的上皮，即刷状缘本身在 NBI 下无法被观察到绿色。

另外，本研究中使用的内镜图像和病理组

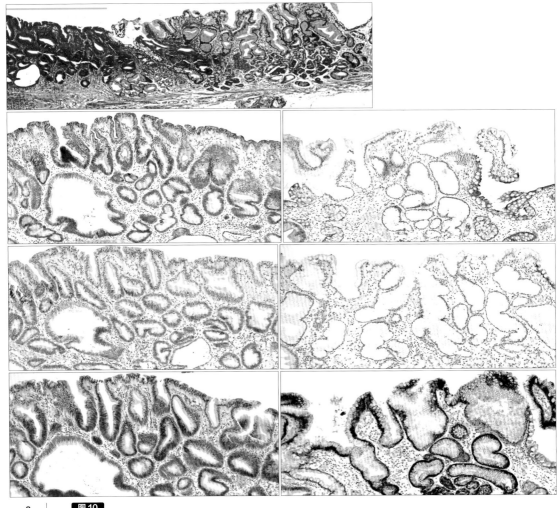

a	
b	c
d	e
f	g

图10

a 图9b口侧的病理组织学图像（HE染色）。蓝线部分是癌。

b 癌的部分CD10阳性。

c 背景黏膜除一部分外，其余为CD10阴性。

d、e 癌的部分（d）和背景黏膜（e）均为MUC2阴性。

f 癌的部分MUC5AC阴性。

g 背景黏膜MUC5AC阳性。

织学图像是在笔者之前工作的新潟县立吉田医院进行 ESD 的病例。那个时候还没有绿色上皮的概念，也没有意识到这些用来专门进行内镜观察和制备标本。我们对这些图像进行重新审视再研究，在此对图像的不足深表歉意。还有，NBI 观察中"绿色"和"茶色"表达也是主观的，不同医院的设定不同，观察到的颜色似乎也有微妙的不同。最后，我想强调的是，茶色和绿色的对比，虽然不是绝对的，但是充分加以利用，可以作为一种有意义的发现。

结语

采用 NBI 观察早期胃癌，常常可以见到癌呈茶色，被绿色的上皮包围。笔者将这种绿色的上皮命名为绿色上皮。我们通过免疫组织化学染色研究发现，这种绿色上皮常常为 MUC2 弥漫性阳性的肠上皮化生。这种表现对癌的范围诊断很有价值，所以我们对此进行了介绍。

参考文献

[1]八木一芳. 除菌後発見胃癌の形態学的特徴を検討する
意義―従来の胃癌とどこが異なるのか? 胃と腸 51:
739—741, 2016.

[2]Ito M, Tanaka S, Takata S, et al. Morphological changes in
human gastric tumors after eradication therapy of *Helicobacter
pylori* in a short—term follow—up. Aliment Pharmacol Ther
21: 559—566, 2005.

[3]Kobayashi M, Hashimoto S, Nishikura K, et al. Magnifying
narrow—band imaging of surface maturation in early differen-
tiated—type gastric cancers after *Helicobacter pylori*
eradication. J Gastroenterol 48: 1332—1342, 2013.

[4]Kitamura Y, Ito M, Matsuo T, et al. Characteristic epithelium
with low—grade atypia appears on the surface of gastric cancer
after successful *Helicobacter pylori* eradication therapy.
Helicobacter 19: 289—295, 2014.

[5]Saka A, Yagi K, Nimura S. Endoscopic and histological
features of gastric cancers after successful *Helicobacter pylori*
eradication therapy. Gastric Cancer 19: 524—530, 2016.

[6]Masuda K, Urabe Y, Ito M, et al. Genomic landscape of
epithelium with low—grade atypia on gastric cancer after
Helicobacter pylori eradiation therapy. J Gastroenterol 54:
907—915, 2019.

[7]八木一芳，坂暁子，野澤優次郎，他. 除菌後発見胃癌
の質的診断と範囲診断のコツ―特にNBI拡大内視鏡に
ついてGastroenterol Endosc 57: 1210—1218, 2015.

[8]Yagi K, Nagayama I, Hoshi T, et al. Green epithelium
revealed by narrow—band imaging (NBI) : a feature for
practical assessment of extent of gastric cancer after *H. pylori*
eradication. Endosc Int Open 6: E1289—1295, 2018.

[9]Yagi K, Tsuchiya A, Hashimoto S, et al. Pyloric—gland
metaplasia may be an origin of cancer and intestinal metaplasia
with possible CDX2 expression. Gastroenterol Rep (Oxf)
9: 370—373, 2021.

Summary

NBI Endoscopic Observation of Gastric Cancers
after Eradication Therapy from the Green Epithelium
Viewpoint

Kazuyoshi Yagi[1], Takahiro Hoshi,
Satoshi Abe, Shin—ichi Morita,
Takeshi Suda, Atsuo Nakamura[2],
Shuji Terai[3]

A gastric cancer is often observed as a brownish area
surrounding green—colored mucosa upon NBI (narrow band
imaging) endoscopy. This green—colored mucosa was termed as
green epithelium and an immunohistological study was performed.
The results of this study revealed that the majority of the green
epithelium was MUC2—positive, giving rise to a condition known
as intestinal metaplasia. Cancers often include MUC2 ; however,
diffuse MUC2—positive cancer cells are rare. Therefore, cancer is
thought to be observed as a brownish area. Thus, NBI endoscopy
is a practical and convenient method for observing gastric cancers
after eradication therapy because this technique provides an
increased contrast between the mucosa (green) and lesions
(brown), which are often not clearly observed via conventional
endoscopy.

[1]Department of Gastroenterology and Hepatology, Uonuma
Institute of Community Medicine, Niigata University Medical
and Dental Hospital, Minamiuonuma, Japan.
[2]Department of Internal Medicine, Niigata Prefectural Yoshida
Hospital, Tsubame, Japan.
[3]Department of Gastroenterology and Hepatology, Niigata
University, Graduate School of Medical and Dental Sciences,
Niigata, Japan.

除菌后发现胃癌的内镜诊断

——从 NBI 放大观察的角度：聚焦表面微结构

小林 正明[1]

北条 雄晖

丹羽 佑辅

高桥 祥史

今井 径卓

盐路 和彦

渡边 玄[2]

摘要●纳入内镜治疗前进行NBI放大观察的幽门螺杆菌除菌后发现胃癌106例122个病变，将其范围诊断难度分为3个等级进行了评估。1级有80个病变（66%），病变边缘部分可见不规则的微血管图像，边界的可确定性较高；无法确定边界或是距离标记不到1 mm的3级为7个病变（6%），主要为未分化型；边界的可确定性较低或是距离标记超过16 mm的2级为35个病变（29%）。2级中有一半观察到乳头状、颗粒状的表面微结构。通过与病理组织学的所见进行对比，可以发现①非肿瘤性上皮的覆盖、混合，②胃型分化型腺癌，③小肠型低异型度中分化型腺癌这3种情况NBI放大观察的特征。通过分组进行评估，有望提高范围诊断的能力。

关键词　幽门螺杆菌　强调内镜图像　早期胃癌　黏液性质　范围诊断

[1] 新潟県立がんセンター新潟病院内科　〒951-8566 新潟市中央区川岸町2丁目15-3　E-mail：masakoba19@n Ⅱ gata-cc.jp

[2] 同　病理诊断科

前言

　　笔者等在幽门螺杆菌（*Helicobacter pylori*）除菌后发现的胃癌中，通过窄带成像（narrow band imaging，NBI）放大内镜观察，发现有些病变表面微结构类似于胃炎黏膜而导致诊断较为困难，我们对其做了报告。而且，作为其病理组织学的特征，可以发现非肿瘤性上皮的覆盖、混合，或分化型腺癌的表层细胞分化，前者在进行范围诊断时，后者在进行定性诊断时，都需要特别加以注意，要进行 NBI 放大观察。现在，早期胃癌的放大内镜诊断遵循的标准是早期胃癌放大内镜简化诊断规则（magnifying endoscopy simple diagnostic algorithm for early gastric cancer，MESDA-G），除了需要确定边界线（demarcation line，DL）的有无，还需要对不规则微血管（microvascular，MV）以及不规则表面微结构（microsurface，MS）进行评估。然而，在许多幽门螺杆菌除菌后的胃癌中，表面微结构呈乳头状、颗粒状，白区（white zone）清晰可见，但 MV 往往显示不清，MS 与胃炎黏膜相似，这样的病例诊断比较困难。

　　近年来，幽门螺杆菌除菌后发现早期胃癌越来越多，其特征性的内镜表现已得到广泛认知。此外，NBI 放大内镜观察已成为标准检查方法，观察技术也得到提高。然而，在日常诊疗过程中，即使发现了除菌后胃癌，仍然有许多病变边界不清楚，需要慎重地进行 NBI 放大内镜检查。

　　在本文中，我们对最近在我院接受治疗的

除菌后发现的胃癌范围诊断的困难性进行了研究。结果发现，在显示出乳头状、颗粒状表面微结构的病变中，诊断困难的病例较多。因此，对于这种情况，我们进一步研究了是否可以根据 NBI 放大内镜，对非肿瘤性上皮的覆盖、混合，以及分化型癌表层细胞分化进行鉴别。

对象与方法

纳入 2017 年 4 月至 2021 年 6 月幽门螺杆菌除菌成功后发现的早期胃癌，以笔者（小林）在本院使用 NBI 放大内镜观察，内镜下黏膜剥离术（endoscopic submucosal dissection，ESD）前标记的全部 106 例病例共 122 个病变为对象。关于观察方法，我们使用 GIF-H260Z，EVIS LUCERA ELITE（奥林巴斯公司制造），前端安装放大观察专用的黑色软帽，结构强调模式 B，级别 8，色彩模式为 1，来进行 NBI 放大观察。在距离病变边界 5 ～ 10 mm 处进行了标记。

参考内镜诊断报告，并对图像进行再次解读，将 NBI 放大观察的范围诊断难度分为以下 3 个等级。1 级：病变全周可以确定 DL，可确定性高；2 级：可以确定 DL，但是病变全周或一部分可确定性低，或者病理组织学的边界与标记之间的距离为 16 mm 以上；3 级：在病变全周或在一部分不能确定 DL，或者与标记的距离小于 1 mm。

我们根据范围诊断的难易程度，对临床背景因素、内镜检查所见和病理组织学所见进行了研究。此外，我们重点关注了 NBI 放大观察所见乳头状、颗粒状等向管腔内突出的表面微结构，研究其与病理组织学的所见之间的对应关系。

结果

1. 范围诊断难度等级

作为研究对象的 122 个病变，难度等级分类如下：1 级：80 个病变（66%）；2 级：35 个病变（29%）；3 级：7 个病变（6%）。距离标记 16 mm 以上的 7 个病变和距离标记小于

1 mm 的 2 个病变，分别属于 2 级和 3 级。表 1 显示了按病变划分的 3 组之间各因素的比较结果。

2. 临床背景因素

治疗时的年龄中位数约为 70 岁，各个等级之间没有差异。3 级中女性较多，但没有显著差异。从幽门螺杆菌除菌到发现病变的时间也未发现显著差异，每组中都是因幽门螺杆菌感染胃炎进行除菌的病例较多。

3. 内镜表现

常规内镜观察中，发红病变的比例在各级中差不多，而边界不清的情况在 2 级、3 级中明显较多。在肉眼类型方面，2 级、3 级中的凹陷型病变明显较多。在病变位置和背景黏膜萎缩情况中，3 级中未发现位于 L 区域和重度萎缩（O-2，O-3）的病例。

NBI 放大观察发现，在 1 级中有 70 个病变（88%）的边缘部分发现了不规则 MV，DL 的确定相对比较容易。而在 2 级中有 17 个病变（49%）发现有乳头状、颗粒状的表面微结构，且在病变的边缘部分较常见，MV 不清楚，或 MS 不规则的情况不明显，判定边界确定度较低。在距离标记 16 mm 以上的 7 个病变中，有 3 个病变，在病变旁存在由局限性肠上皮化生引起的凹陷，判定其是否为非癌，较为困难，所以将其包在切除范围在内进行了扩大标记。

4. 病理组织学所见

关于肿瘤直径，在 3 级时可以发现病变较大，但没有显著差异。组织类型方面，3 级中未分化型较多。组织异型度方面，3 级中有高异型度较多的倾向，但是与 1 级和 2 级未发现差异。浸润深度没有明显差异，但在 2 级中，可以进行根除治疗的黏膜内病变较多。距离标记不足 1 mm 的 3 级中有 2 个病变混合了未分化成分，在中心部分为 tub2，在边缘部分为 por。1 级中有 1 个病变（sig，SM2），在病理组织学上，其黏膜下层垂直切缘为阳性，除此之外，在全部等级的病变中，水平切缘均为阴性。

表1 幽门螺杆菌除菌后发现的胃癌的范围诊断困难程度和临床病理学的特征

	等级			P值
	1	2	3	
病变数（%）	80（66%）	35（29%）	7（6%）	
临床背景因素				
年龄中位数（范围）	71（48～89）岁	68（55～83）岁	69（40～82）岁	0.284
性别（男性）	68（85%）	28（80%）	4（57%）	0.173
内镜随访观察中位数（范围）	45.5（5～315）个月	59（2～245）个月	56（1～132）个月	0.886
*H.pylori*除菌的对象疾病				0.208
早期胃癌（EMR/ESD 之后）	17（21%）	8（23%）	2（29%）	
消化性溃疡	13（16%）	11（31%）	0	
胃炎及其他	50（63%）	16（46%）	5（71%）	
内镜所见				
常规观察				
发红色调	53（66%）	24（69%）	4（57%）	0.842
边界不清	20（25%）	22（63%）	5（71%）	<0.001
肉眼类型				0.076
0-IIa，0-I	27（34%）	7（20%）	0	
0-IIb，IIc，IIa+IIc	53（66%）	28（80%）	7（100%）	
病变位置				0.086
U	22（28%）	7（20%）	1（14%）	
M	27（34%）	15（43%）	6（86%）	
L	31（39%）	13（37%）	0	
背景黏膜萎缩				0.184
C-1，C-2	1（1%）	0	5（71%）	
C-3，O-1	10（13%）	7（20%）	2（29%）	
O-2，O-3	69（86%）	28（80%）	0	
NBI观察呈乳头状、颗粒状表现	10（13%）	17（49%）	1（14%）	0.373
病理组织学所见				
肿瘤直径中位数（范围）	14（2～77）mm	15（4～37）mm	24（10～35）mm	0.103
组织类型（优势类型）				<0.001
tub1	69（86%）	28（80%）	0	
tub2	10（13%）	7（20%）	2（29%）	
por，sig	1（1%）	0	5（71%）	
组织异型度（优势类型）				0.081
低异型度	39（49%）	21（60%）	1（14%）	
高异型度	41（51%）	14（40%）	6（86%）	
浸润深度				0.116
M	63（79%）	33（94%）	6（86%）	
SM	17（21%）	2（6%）	1（14%）	

5. 表现出乳头状、颗粒状表面微结构的病变的特征

对于在整个病变或边缘发现乳头状、颗粒状的表面微结构的病变，我们将 NBI 放大内镜所见和病理组织学所见进行比较，并将其分为以下几组。

1）非肿瘤性上皮的覆盖、混合存在

在病变表面连续分布与周围胃炎黏膜类似的类圆形结构，白区的观察结果也类似。类圆形结构有疏有密，中间部分可以发现癌腺管本身的开口结构和不规则 MV。对于内镜下边界诊断比较困难的部分，从病理组织学上看，连续覆盖着高度较高的非肿瘤性腺管。

2）胃型分化型腺癌

可见圆形～鳞片状的构造，密度较高，伴有清楚而较宽的白区，病变整体所见 MS 几乎相同。在结构内部可以发现不规则 MV，但是腺癌表层分化程度较高时，会伴有难以识别 MV 的区域。大多数情况下范围诊断比较容易，但在病理组织学上，在边缘部分肿瘤性腺管高度较低时，确定 DL 比较困难。

3）小肠型低异型度中分化型腺癌

可见扭曲的类圆形，部分区域见狭缝和开口部分，白区宽度较窄，可见亮蓝嵴（light blue crest，LBC）。类圆形结构整体呈茶色，其内部的不规则 MV 有时观察比较困难。从病理组织学上看，所谓 "牵手状" 中分化型腺癌在黏膜中间层向侧方发展，向表层连续进展的癌腺管，因其细胞异型度、腺管密度较低，与非肿瘤性的完全型肠上皮化生类似，所以鉴别较难。因此，在内镜下，与周围的胃炎结构之间鉴别也比较困难，性质诊断、范围诊断都是属于难度最高的。

4）其他

在幽门螺杆菌除菌后的病例中，有时可以发现胃底腺型胃癌、胃底腺黏膜型胃癌、EB 病毒（epstein-barr virus，EBV）相关胃癌等，在其表层部分也可以观察到乳头状、颗粒状的表面微结构的情况。上述这些都好发于胃体上部萎缩不明显的区域。内镜所见情况受幽门螺杆菌感染状态的影响较少，但是需要积累更多病例。

病例

[**病例1，图1**] 60 余岁、女性、2 级，因非肿瘤性上皮的覆盖、混合存在而表现为乳头状、颗粒状表面微结构。

7 年前，因幽门螺杆菌感染性胃炎进行了除菌。胃角前壁见黏膜异常（**图1a**）。NBI 非放大观察显示，与褐色区域一致，可见黏膜变化（**图1b**）。背景黏膜为中等程度萎缩。NBI 弱放大观察显示病变中央部位呈乳头状、颗粒状结构，大小不等，形态多样，密度较低（**图1c**）。NBI 高倍放大观察可见不规则 MV（**图1d**）。在病变边缘部分，特别是在小弯口侧与相邻的非肿瘤性黏膜的乳头状、颗粒状结构类似，使得 DL 的识别较为困难（**图1e**）。

在该部位切割，制备标本（**图1f**），病理诊断为腺癌（tub1、低级别），pT1a（M），0-Ⅱa+Ⅱc，11 mm×8 mm，CD10 阳性，小肠型黏液性状。在小弯口侧，表层部分存在非肿瘤性小凹上皮，呈 CD10 阴性、MUC5AC 阳性、CDX2 阴性，与癌腺管之间形成较为明显分界（**图1g～j**）。在病变中央，非肿瘤性上皮间断覆盖，有些地方癌腺管暴露（**图1k～m**）。

[**病例2，图2**] 70 余岁、女性、1 级，因胃型分化型腺癌而表现为乳头状、颗粒状的表面微结构。

11 年前，因幽门螺杆菌感染性胃炎进行了除菌。胃角前壁可见淡红色半球状隆起，需与增生性息肉鉴别（**图2a、b**）。背景黏膜为中等程度萎缩。NBI 低倍放大观察可见密度较高的乳头状、颗粒状结构（**图2c**）。NBI 高倍放大观察可见白区宽度均匀，但在略带棱角的圆形结构内部可见不规则 MV（**图2d**）。

病理诊断为腺癌（tub 1、tub2、高级别），pT1a（M），0-Ⅱa，9 mm×7 mm，MUC5AC 阳性，呈胃型性状。在黏膜中层发现 tub2，呈

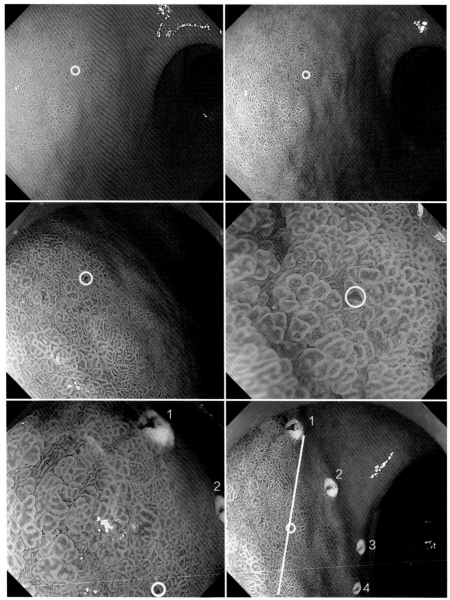

a	b
c	d
e	f

图1 ［病例1］a～f的黄色圆圈对应的区域相同

a 常规内镜图像。观察到略带黄色色调的黏膜模样。

b NBI非放大图像。颗粒状的黏膜变化与褐色区域一致。

c NBI低倍放大图像。褐色区域中可见乳头状和颗粒状结构，大小不等，形态多样，密度较低。

d NBI高倍放大图像。在有明显白区的乳头状、颗粒结构内部，可见不规则的MV。

e NBI中等放大图像。小弯口侧与邻近胃炎黏膜的 MS 所见相似，因此识别 DL困难。

f NBI低倍放大图像。在病变外周进行标记，切除后标本的切割线和白线对应。

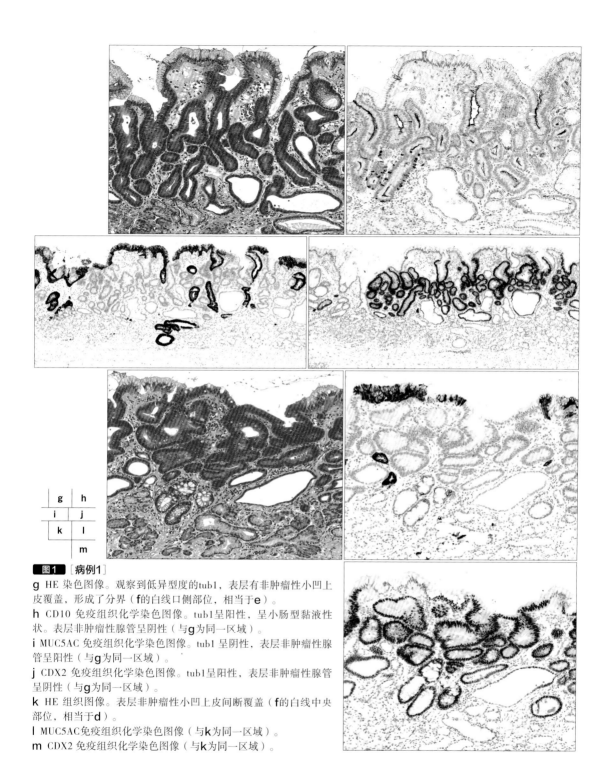

g	h
i	j
k	l
m	

图1［病例1］
g HE 染色图像。观察到低异型度的tub1，表层有非肿瘤性小凹上皮覆盖，形成了分界（f的白线口侧部位，相当于e）。
h CD10 免疫组织化学染色图像。tub1呈阳性，呈小肠型黏液性状。表层非肿瘤性腺管呈阳性（与g为同一区域）。
i MUC5AC 免疫组织化学染色图像。tub1 呈阴性，表层非肿瘤性腺管呈阳性（与g为同一区域）。
j CDX2 免疫组织化学染色图像。tub1呈阳性，表层非肿瘤性腺管呈阴性（与g为同一区域）。
k HE 组织图像。表层非肿瘤性小凹上皮间断覆盖（f的白线中央部位，相当于d）。
l MUC5AC 免疫组织化学染色图像（与k为同一区域）。
m CDX2 免疫组织化学染色图像（与k为同一区域）。

乳头状向表层突出，Ki-67 阳性细胞数量减少（图2e～g）。虽然范围诊断较容易，但病变整体呈均一的 MS，用低倍放大观察进行定性诊断时确定性较低。

［病例3，图3］ 50 余岁，男性，2 级，因小肠型低异型度中分化型腺癌而表现为乳头状、颗粒状的表面微结构。

因 3 个早期胃癌病变，在 ESD 之后进行了

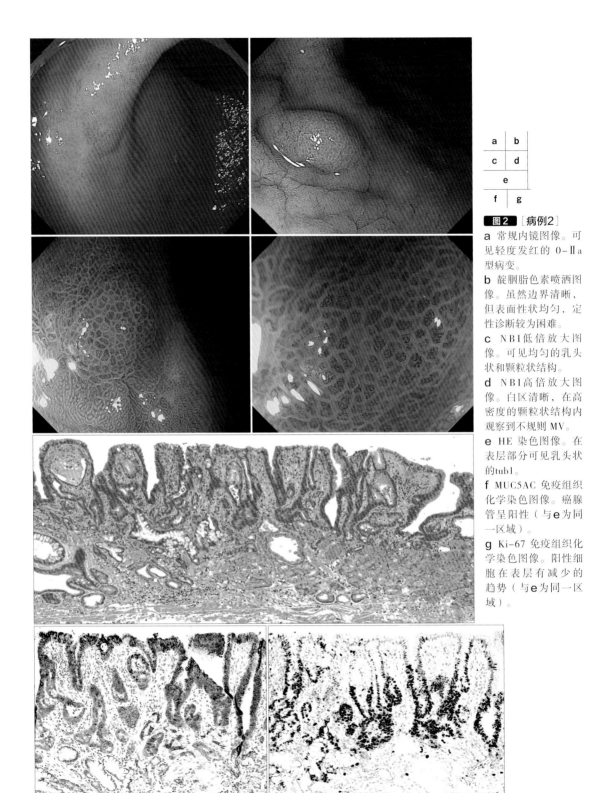

a	b
c	d
e	
f	g

图2 [病例2]

a 常规内镜图像。可见轻度发红的 0-Ⅱa 型病变。

b 靛胭脂色素喷洒图像。虽然边界清晰，但表面性状均匀，定性诊断较为困难。

c NBI低倍放大图像。可见均匀的乳头状和颗粒状结构。

d NBI高倍放大图像。白区清晰，在高密度的颗粒状结构内观察到不规则MV。

e HE 染色图像。在表层部分可见乳头状的tub1。

f MUC5AC 免疫组织化学染色图像。癌腺管呈阳性（与e为同一区域）。

g Ki-67 免疫组织化学染色图像。阳性细胞在表层有减少的趋势（与e为同一区域）。

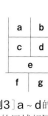

a	b
c	d
e	
f	g

图3 [病例3]a~d的
黄色圆圈对应的区域相同
a 常规内镜图像。可见
红色的凹陷。
b 靛胭脂色素喷洒图
像。病变边界不清，定性
诊断较为困难。
c NBI低倍放大图像。在
凹陷部分可见淡茶色、不
均匀的颗粒状结构。
d NBI高倍放大图像。可
见大小不等、形态不一的
乳头状、颗粒状结构，
LBC阳性。不规则MV
有些不清楚，DL识别困
难。
e HE染色图像。tub2在
黏膜中间层进展，在表层
可见乳头样生长的腺管。
f CD10免疫组织化学染
色图像。癌腺管呈阳性
（与e为同一区域）。
g Ki-67免疫组织化学染
色图像。表层阳性细胞减
少，并且显示有细胞分化
（与e为同一区域）。

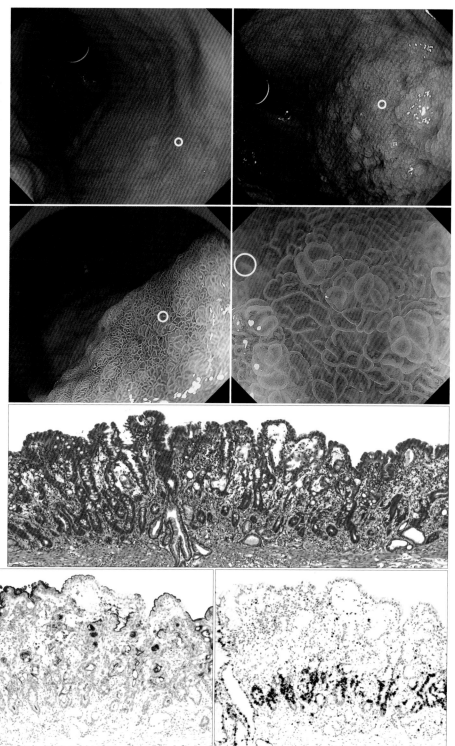

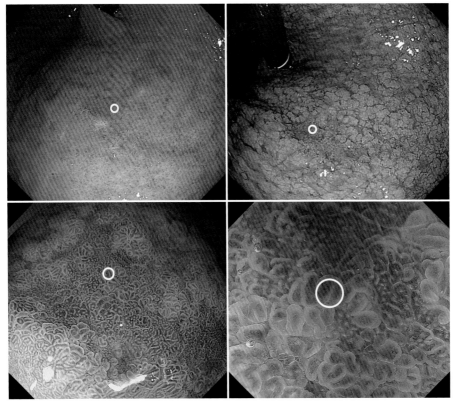

a	b
c	d

图4 ［病例4］a~d的黄色圆圈对应的区域相同
a 常规内镜图像。胃体上部前壁的萎缩边界处可见发红色调凹陷。
b 靛胭脂染色图像。边界不清，定性诊断困难。
c NBI低倍放大图像。可见歪斜的圆形、伴有狭缝和开口部分的结构。
d NBI高倍放大图像。未观察到不规则MV、MS所见结果和周围胃炎黏膜相似，DL难以识别。

幽门螺杆菌除菌治疗。背景黏膜呈重度萎缩。除菌2年后，在胃体中部小弯前壁可见发红色调的凹陷，但边界不清，病变识别困难（**图3a、b**）。NBI低倍放大观察，由于色调的变化，怀疑存在病变（**图3c**）。对边界处进行NBI高倍放大观察，部分位置发现不规则MV、乳头状、颗粒状结构大小不均，形状不规则，可见LBC，但与相邻的非肿瘤之间，很难确定明显的DL（**图3d**）。

病理诊断为腺癌（tub2＞tub1，低级别），pT1a（M），15 mm×7 mm，CD10阳性，呈小肠型性状。病变呈牵手状向中层发展，向表层突出，Ki-67阳性细胞比例较低（**图2e~g**）。

［病例4，图4］ 80余岁，男性，3级，

因小肠型低异型度中分化型腺癌而表现为乳头状、颗粒状表面微结构。

2个早期胃癌病变进行ESD后，进行了幽门螺杆菌除菌治疗。背景黏膜为中等程度萎缩。除菌4年后，在胃体上部前壁发现发红色调的凹陷，活检为Group 2，但2个月后复查确认为Group 5。病变位于萎缩边缘部位，周围可见类似的发红色调的凹陷。通过常规观察和靛胭脂染色观察，很难将其识别为癌（**图4a、b**）。即使通过NBI低倍放大、高倍放大观察都无法发现不规则MV和不规则MS，难以识别DL（**图4c、d**）。将确定判断为非癌的部分连接起来，对其进行了标记，然后进行切除（**图4e**）。

病理诊断为腺癌（tub2，低级别），pT1a（M），15 mm×5 mm，CD10阳性的癌腺管，以牵手

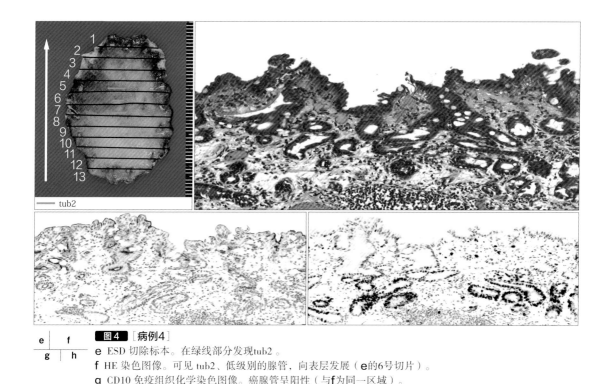

e | f
g | h

图4 [病例4]

e ESD 切除标本。在绿线部分发现tub2。

f HE 染色图像。可见 tub2、低级别的腺管，向表层发展（e的6号切片）。

g CD10 免疫组织化学染色图像。癌腺管呈阳性（与f为同一区域）。

h Ki-67 免疫组织化学染色图像。表层阳性细胞减少，并且显示细胞分化（与f为同一区域）。

状进展，腺管密度较低，表层部分的 Ki-67 阳性细胞比例较低（**图 4f～h**）。

讨论

1. 范围诊断困难程度

根据 MESDA-G，我们对近期诊治的 122 个病变范围诊断的难度进行了评估。在不能确定 DL 的 3 级病变中，未分化型和未分化混合型较多，我们再次确认了采用放大内镜对这些病变进行诊断存在局限性。3 级病变多发生于女性，背景黏膜轻 - 中度萎缩，MU 区域较多见，这些与未分化型癌的特征一致。

在 2 级病变中，使用 NBI 高倍放大进行观察时，在病变内某处观察到不规则 MV，虽然可以定性诊断为癌，但范围诊断的确信度较低。2 级占全部病变的 29%，与过去统计的范围诊断较为困难的比例（24%）几乎相同。即使是 2 级，如果是小病变，扩大范围标记并切除，在临床上几乎不会出现问题。此外，由于 NBI 放大观察的熟练程度不同，我们认为这其中也包括了能以较高的确信度进行诊断的病变。但是，如果病变较大，或者是由内镜培训医生来操作时，仍然会存在对病变整体或者部分区域进行范围诊断感到苦恼的情况。

2. 范围诊断困难病变的内镜、病理组织学表现

1）NBI放大图像

笔者等既往采用 NBI 放大观察除菌后胃癌，将表面微结构呈乳头状、颗粒状、垄状等向腔内突出结构的归为 A 组，呈腺管开口结构或者无法观察到结构的归为 B 组，并对这两组进行了研究。结果发现，A 组和 B 组的数量几乎相同，但 A 组类似胃炎样的病变比例很高，并且比 B 组有更加难以诊断的倾向。在本次的研究中，在相当于 B 组的许多病变中，由于在病变边缘部分存在比较明显不规则 MV 的情况较多，所以被判定为 1 级。与之相对的，在 2 级中有半数为乳头状、颗粒状的表面微结构。所以我们认为，为了提高范围诊断的能力，有必要对

该 MS 所见进行详细观察和准确评估。

2）与病理组织学之间的对比

在除菌后胃癌的表层部分发现低异型度上皮被认为与内镜诊断困难有关。但病理组织学上对于其是癌还是非癌，仍然存在分歧。其起源问题至今仍未解决。本次，我们对表现为乳头状、颗粒状表面微结构病变的病理组织学表现进行了研究，发现有非肿瘤性上皮覆盖、混合存在，以及分化型腺癌的表层细胞分化这两种情况。在过去的研究中也发现，乳头状、颗粒状表面微结构的病变，两种病理组织学表现分别为 25%、33%。

关于非肿瘤性上皮的覆盖、混合，在病理组织学上可以发现，从邻近的胃炎黏膜开始连续的情况较多，在边缘部分有腺管结构，但在中央部分腺管结构崩溃，慢慢失去连续性，有时最表层只有一层上皮。由于组织标本只展示了制备的一个横截面，所以结合内镜所见来理解表层非肿瘤性上皮的延伸会更容易。如[**病例 1**]所示，紧邻病变的胃炎表层部分的小凹上皮呈类圆形的颗粒状结构，在病变边界部也发现了同样的结构，可见其发展是连续的。病变中央部分也可以见到同样的结构，但不连续，部分区域细疏，混有结构不清楚的部分。在颗粒状结构的中间部分，癌腺管暴露在表层，可以观察到开口结构和与之相伴的 MV。进行高倍放大观察时，由于吸气靠近病变，所以夹在隆起之间的部分观察比较困难，在切除后展平的标本中，可以清楚地看清夹在中间的部分。

另外，在表现出表层细胞分化的分化型腺癌中有两种类型，根据黏液性质分别为胃型和小肠型。笔者等最早在对表面微结构与黏液性质之间的相关性进行研究时，将乳头状、颗粒状结构对应为胃型～胃肠型，腺管开口结构对应为肠型。但是，之后的研究发现，尽管这些相关性之间存在显著差异，但在预测幽门螺杆菌除菌后的性状表达方面仍存在局限性。近年来研究发现，在胃型性质病变中，还存在胃底腺型、胃底腺黏膜型、小凹上皮型等不同细胞

分化的类型。其中，乳头状、颗粒状的表面微结构是在最表层伴有小凹上皮型腺管结构（包含非癌）的情况。[**病例 2**]相当于是小凹上皮型，表现为乳头状、颗粒状的表面微结构。与前文所述的非肿瘤性上皮的覆盖、混合存在不同，其特征是乳头状、颗粒状结构密度较高，没有发现夹在中间的部分。

另外，具有小肠型黏液性质的病变中，也有表现为乳头状、颗粒状表面微结构的情况。正如在[**病例 3、病例 4**]中观察到的那样，与胃型不同，其特征是乳头状、颗粒状结构的形状不均匀，有狭缝和开口部分，白区较薄，有LBC。有报告指出，这种类型会表现为以腺管开口结构为主的 MS，NBI 放大观察时则表现为各种各样表面结构的不规则，所以需要对微小的形态不均一来进行诊断。幽门螺杆菌除菌后，内镜观察条件变得良好，能发现的病变也会逐渐增加。

结语

长期以来，除菌后胃癌诊断困难一直被认为是个问题。随着经验值的增加和 NBI 放大观察技术的提高，也很难将其解决。本次，通过内镜图像（表面微结构）和病理组织学所见之间的对比，发现对于表层低异型度上皮，有非肿瘤性上皮、胃型或小肠型分化型腺癌的表层细胞分化这 3 种来源。遗憾的是，内镜医师通过视觉捕捉到的信息是由内镜机器的性能决定的，对内镜所见进行解读得到的结果也是有局限性的。而幸运的是，内镜机器的性能不断提高，随着新一代内镜机器的问世，期待我们当下的苦恼能一下子得到缓解。

参考文献

[1]Kobayashi M, Hashimoto S, Nishikura K, et al. Magnifying narrow-band imaging of surface maturation in early differen-tiated-type gastric cancers after *Helicobacter pylori* eradication. J Gastroenterol 48: 1332-1342, 2013.

[2]小林正明，橋本哲，水野研一，他．除菌後に発見された胃癌におけるNBI拡大内視鏡所見の特徴．胃と腸 50: 289-299, 2015.

[3]Muto M, Yao K, Kaise M, et al. Magnifying endoscopy simple

diagnostic algorithm for early gastric cancer（MESDA-G）. Dig Endosc 28: 379-393, 2016.

[4]小林正明，橋本哲，水野研一，他. 除菌後発見胃癌の内視鏡的特徴と病理—拡大内視鏡を中心に. 胃と腸 51: 766-777, 2016.

[5]八木一芳. 除菌後発見胃癌の形態学的特徴を検討する意義—従来の胃癌とどこが異なるのか？ 胃と腸 51: 739-741, 2016.

[6]二村聡，坂暁子，八木一芳. 除菌後発見胃癌の病理組織学的特徴. 胃と腸 51: 742-749, 2016.

[7]Kobayashi M, Takeuchi M, Ajioka Y, et al. Mucin phenotype and narrow-band imaging with magnifying endoscopy for differentiated-type mucosal gastric cancer. J Gastroenterol 46: 1064-1070, 2011.

[8]小林正明，橋本哲，水野研一，他. 内視鏡拡大観察は形質発現を予測可能か. 胃と腸 53: 69-80, 2018.

[9]田邊寛，岩下明德，池田圭祐，他. 胃底腺型胃癌の病理組織学的特徴. 胃と腸 50: 1469-1479, 2015.

[10]九嶋亮治. 胃癌—病理学的分類：日本における実践的な分類. 胃と腸 52: 15-26, 2017.

[11]中沢啓，吉永繁高，米丸隼平，他. 手つなぎ・横這い型癌の新展開—手つなぎ・横這い型胃癌の内視鏡診断. 胃と腸 56: 1330-1337, 2021.

Summary

Microsurface Structure of Early Gastric Cancers Detected after *Helicobacter pylori* Eradication Using Magnifying Endoscopy with Narrow Band Imaging

Masaaki Kobayashi[1], Yuki Hojo, Yusuke Niwa, Yoshifumi Takahashi, Michitaka Imai, Kazuhiko Sioji, Gen Watanabe[2]

We evaluated the microvascular and microsurface pattern of 122 early gastric cancers detected in 106 patients who received successful *Helicobacter pylori* eradication therapy. The diagnostic difficulty of demarcation line using NBI-ME （magnifying endoscopy with narrow band imaging） for gastric cancers after eradication was ranked in three levels. High confidence（level 1, $n=80$）was obtained in cancers with an irregular microvascular pattern. Low confidence（level 3, $n=7$）was mainly observed in undifferentiated cancers. The papillary microstructure that resembled the adjacent noncancerous mucosa was observed in approximately 50% of the cancers with middle confidence（level 2, $n=35$）. NBI-ME revealed the following pathological findings in cancers with papillary microstructures; （1）non-neoplastic superficial epithelium and（2）surface differentiation of tubular adenocarcinoma with gastric or small intestinal mucin phenotypes.

[1]Department of Gastroenterology, Niigata Cancer Center Hospital, Niigata, Japan.

[2]Department of Pathology, Niigata Cancer Center Hospital, Niigata, Japan.

除菌后发现胃癌的内镜诊断

——从 NBI 放大观察的角度：聚焦微血管结构图像

内多 训久[1]

内藤 祐士

前田 充毅

洼田 绫子

矢山 贵之

大家 力矢

岩崎 丈纮

小岛 康司

冈崎 三千代

赖田 显辞[2]

摘要●我们探讨了在幽门螺杆菌除菌后发现胃癌的诊断中采用放大内镜观察微血管结构图像（MVP）的有用性。研究对象是 2013 年 4 月至 2020 年 6 月，在我院接受 ESD 切除的 405 例患者中的 213 例除菌后发现胃癌患者，共 245 个病变。除菌后发现胃癌中，有 80.1%（193/241）的病变发现有不规则 MVP，MVP 是比较好的诊断指标。此外，17.0%（41/241）的病变为规则 MSP，因此很难通过 MSP 进行定性诊断，但这些病变中有 90.2%（37/41）的病变也表现为不规则 MVP。通过观察 MVP，范围诊断的诊断正确率可以提高 18.9%。综上所述，我们认为观察 MVP 对除菌后发现胃癌的定性诊断和范围诊断都很重要。但是，MVP 诊断需要在最大放大倍率下进行观察，并且在日常就需要进行相关的培训。

关键词　除菌后发现胃癌　范围诊断　定性诊断　微血管结构图像　放大内镜

[1] 高知赤十字病院消化器内科　〒780-8562 高知市秦南町 1 丁目 4 番 63-11
E-mail : ucchy31@yahoo.co.jp
[2] 同　病理诊断科

前言

自从根除幽门螺杆菌（*Helicobacter pylori*）被日本纳入慢性胃炎治疗的保险适用范围以来，已经过去了 8 年。现在发现的很多胃癌都是根除幽门螺杆菌后发现的"除菌后发现胃癌"。除菌后发现胃癌的肉眼表现常缺乏像现症感染胃癌那样胃癌特有的变化。因此，需要以轻微的黏膜不规则和色调差异作为存在诊断的线索，通过放大观察来进行定性诊断。在除菌后发现胃癌中，由于非癌上皮的覆盖、混杂存在，或者癌本身表层分化，表层存在与非肿瘤性上皮鉴别较为困难的低异型度上皮（epithelium low-grade atypia，ELA），表面微结构呈胃炎样表现，通过 NBI 联合放大内镜（magnifying endoscopy with narrow band imaging，ME-NBI）观察表面微结构进行定性诊断或范围诊断较为困难。然而，关于微血管结构图像的诊断能力研究较少，笔者等之前已经报告了观察微血管结构图像（microvascular pattern，MVP）的重要性。随着积累病例的增多，我们再次关注 MVP，研究其对除菌后发现胃癌定性诊断和范围诊断的价值，并对诊断极度困难病例的特征进行了研究。

对象与方法

研究对象为 2013 年 4 月至 2020 年 6 月在我院接受 ESD 切除的 405 例患者中，除菌后发现胃癌（包括自然除菌）的213例患者，245个病变。其中，胃底腺型胃癌，或者胃腺瘤那样特殊类型的肿瘤，在常规观察（白光）中有特征性的表现，诊断较为容易。ME-NBI观察这些低异型度肿瘤，常缺乏特征性的不规则的表面微结构图像（microsurface pattern，MSP）、MVP、分界线（demarcation line，DL）也不明显，其表现与一般胃癌不一样。因此，本次我们将特殊类型的肿瘤排除在外，对241个小凹上皮型胃癌进行分析。为了研究MVP在定性诊断和范围诊断中的价值，将ME-NBI观察病变内部的主要表现按VS分类系统（vessel plus surface classification system，VSCS）来进行分类，对以下项目进行研究：①除菌后发现胃癌DL的有无及VSCS分类中MVP的特征；②MVP对定性诊断有价值的病变的比例；③MVP对范围诊断为必需的病变的比例；④诊断极度困难病例的详细情况。

1. 定义

以MSDA-G为标准进行定性诊断，将可以观察到DL、内部有不规则MSP/MVP的病变定义为可进行定性诊断的病变。此外，将MVP对定性诊断有价值的病变定义为通过MSP无法诊断但通过MVP可以诊断的病变，即VSCS呈规则MSP+不规则MVP的病变。范围诊断正确的定义是指全周可以识别DL，并且对切除标本进行标记，病变位于切除标记内的情况。病变在切除标记外、标记明显偏离的情况，以及由于边界诊断比较困难，进行了阴性活检的情况，我们将其视为不能进行范围诊断。对于诊断极度困难，将规则MVP的病变作为定性诊断的极限，而范围诊断不符合上述定义。

2. 内镜检查

在我院预约进行放大内镜检查前1周，为了减轻炎症，抑制黏液分泌和出血，给予伏诺拉生（Vonoprazan）、质子泵抑制剂（proton pump inhibitor，PPI），或H2受体拮抗剂等其中一种口服。内镜检查前，将链霉蛋白酶、二甲硅油和碳酸氢钠溶解在100 mL水中口服。

此外，在放大内镜观察时，使用生理盐水冲洗，防止黏液黏附在黏膜表面。内镜光源为EVIS LUCERAELITE（奥林巴斯公司制造），使用内镜GIF-H260Z（奥林巴斯公司制造），内镜头端安装黑色软帽，使用刻度尺在浸水下调整其前端突出的长度，使其符合浸水观察的最大倍率。关于观察条件，ME-NBI观察时使用B8模式进行结构强调。

另外，MSP观察时虽然没有设定观察倍率的条件，但是MVP观察时必须是在最大倍率、采用浸水法进行观察。还有，关于观察时的要点，要将背景胃黏膜展平，努力去观察深层的血管。关于规则和不规则的判定，遵循八尾等提出的VSCS，发现腺窝边缘上皮（marginal crypt epithelium，MCE），或者MV形态不平，或者比较相互的形态，其分布、排列、形状等任意一种情况出现不规整，即归类为不规则MSP或者是不规则MVP；没有不规整的情况，即归类为规则MSP或规则MVP。此外，无法通过肉眼观察到MCE时，归类为MSP缺失；存在黏液、纤维蛋白、白色不透明物质（white opaque substance，WOS）等，无法对MVP进行判定时，归类为MVP缺失。

结果

241个病变的临床背景和主要VSCS表现如表1、表2所示。本次的研究中，不存在完全没有DL的病变。①MVP中，不规则MVP最多，有193个病变（80.1%），其次是MVP缺失，有45个病变（18.7%），这是由于存在WOS或间质混浊，所以无法确定MVP。此外，3个病变（1.2%）为规则的MVP。②作为在定性诊断中有用的MVP，规则MSP+不规则MVP有37个病变（15.4%），这些是仅次于不规则MSP+不规则MVP，不规则MSP+MVP缺失，第三多的观察结果。③关于范围诊断，ME-NBI可以进行全部范围诊断的有237个病变（98.3%）。其中，以MVP所见为线索来进行诊断的病变45个（19.0%）。④有3个病变

表1 患者情况以及病变的背景

男：女	181：60	色调	
肿瘤直径	（15±9.2）mm	发红	124
年龄（平均）	48～93（73.1）岁	褪色	39
病变部位		相同颜色	78
U	49	常规内镜诊断	
M	85	非肿瘤	47
L	107	胃腺瘤	32
主要的肉眼类型		胃癌	162
隆起型	96		
平坦型	58		
凹陷型	87		

表2 主要的VSCS所见结果

	规则MSP	不规则 MSP	MSP缺失
规则MVP	3（1.2%）	0	0
不规则MVP	37（15.4%）	129（53.5%）	27（11.2%）
MVP缺失	1（0.4%）	44（18.3%）	0

呈规则 MVP，无法通过 MVP 进行定性诊断。而且，这些病变都呈规则 MSP，我们认为即使采用 ME-NBI 也很难进行定性诊断。实际上，这些病变虽然已经发现了黏膜不规则和发红，但 ME-NBI 观察也没有怀疑是癌，而是通过活检病理组织学结果诊断为胃癌，并进行了切除。呈规则 MVP 的 3 个病变分别为 2 mm 的高分化型腺癌[病例4]、3 mm 大的印戒细胞癌（SRCC）以及低分化型腺癌。而 5 个不能进行范围诊断病变，除了前述不能进行定性诊断的印戒细胞癌、低分化型腺癌这 2 个病变，还有虽能进行定性诊断，但是无法在全周识别 DL 的 1 个高分化型腺癌病变、1 个中分化型腺癌病变，以及 1 个将边界大范围误诊的高分化型腺癌病变。

病例

下面展示 MVP 有助于诊断的病例和诊断极度困难的病例。

[病例1] 对定性诊断有价值的病例（图1）。

常规观察（白光），在胃体中部大弯后壁可以发现在之前医院进行活检的瘢痕附近的一个 3mm 大的边界不清的发红病变，在后壁侧可见黄色瘤（图1a）。靛胭脂喷洒图像中，可以发现发红的周边有淡淡的色素沉着，我们认为是浅凹陷（图1b）。NBI 低倍放大观察可以发

现与色素沉着几乎一致的褐色区域的病变（图1c）。观察病变内部的 MSP，发红部分可见向中心部位以车轴状延伸的 MCE，被认为是活检瘢痕。在其他部位可以发现 LBC，MCE 缺乏不规则性，仅仅通过 MSP 很难诊断为癌（图1d）。NBI 最大倍率观察，在病变内部可以发现明显的不规则 MVP，DL 也很清晰，将其诊断为癌就比较容易了（图1e）。病理组织学图像中可以发现表层许多部位有非癌上皮覆盖（图1f）。

[病例2] 对定性诊断、范围诊断有价值的病例（图2）。

常规观察（白光）在胃角小弯后壁附近可见边界不清的发红黏膜（图2a）。在靛胭脂染色图像中，边界也不清楚，黏膜性状与周围黏膜相似（图2b）。NBI 低倍放大观察可见病变部分的 MCE 小而密集，部分不清晰。而在这里，胃黏膜出现了上皮性变化，但未发现明显的 DL，其边界仍然不清楚。从 MSP 来看，到底是肿瘤性变化，还是炎症性变化，其鉴别较为困难。随后，在最大倍率下进行放大观察，可见白色球状物（white globe appearance，WGA），怀疑是胃癌，但表层的 MVP 缺乏不规则性，诊断比较困难（图2d）。在这里伸展黏膜，可以发现隐藏在上皮间的 MVP，形态明显不规则，也可以清楚地观察到 DL，可以诊断为癌（图2e）。通过最大倍率进行放大观察，确定全周的 DL，通过 ESD 一次性切除病变（图2f）。病理组织学图像中，其表层覆盖被认为是 ELA（图2g）。

[病例3] 对定性诊断、范围诊断有价值的病例（图3）。

常规观察（白光）可以发现在胃角前壁

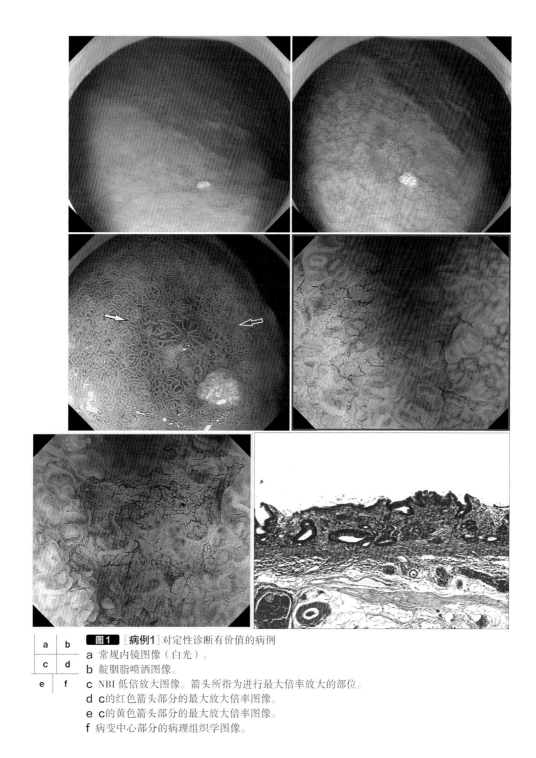

a	b
c	d
e	f

图1 [病例1] 对定性诊断有价值的病例
a 常规内镜图像（白光）。
b 靛胭脂喷洒图像。
c NBI 低倍放大图像。箭头所指为进行最大倍率放大的部位。
d c的红色箭头部分的最大放大倍率图像。
e c的黄色箭头部分的最大放大倍率图像。
f 病变中心部分的病理组织学图像。

大弯附近有稍微褪色、点状发红的黏膜（**图3a**）。在靛胭脂染色图像中，虽然可以观察到色素的沉着，但是与背景胃黏膜差别不大，未观察到疑似癌的表现（**图3b**）。ME-NBI

低倍放大观察可以发现病变部分呈褐色区域，但 MSP 缺乏不规则性，还观察到了 LBC（**图3c**）。在肛侧，DL 也不清楚，很难将其与炎症性变化区分开来（**图3d**）。在最大倍率下

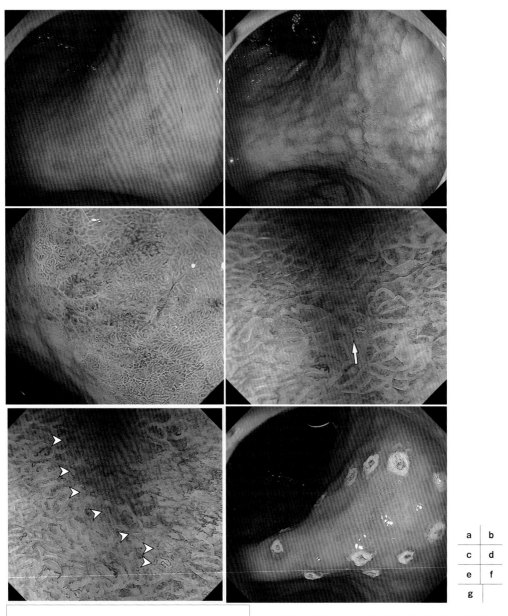

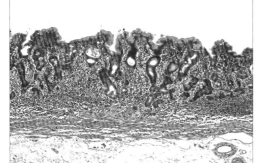

a	b
c	d
e	f
g	

图2 ［病例2］对定性诊断、范围诊断有价值的病例

a~c 完全无法识别边界。

a 常规内镜图像（白光）。

b 靛胭脂喷洒图像。

c NBI 低倍放大图像。

d c的最大放大倍率图像。

e 将黏膜进行伸展后d的黄色箭头部分的最大放大倍率图像。边界清晰，白色箭头表示 DL。

f ESD 切除前标记。

g 病变中央部分的病理组织学图像。表层被低异型度上皮所覆盖。

（d：内多訓久，他．上部消化管—胃の画像強調内視鏡診断法．消内視鏡 32：536-544, 2020より転載）

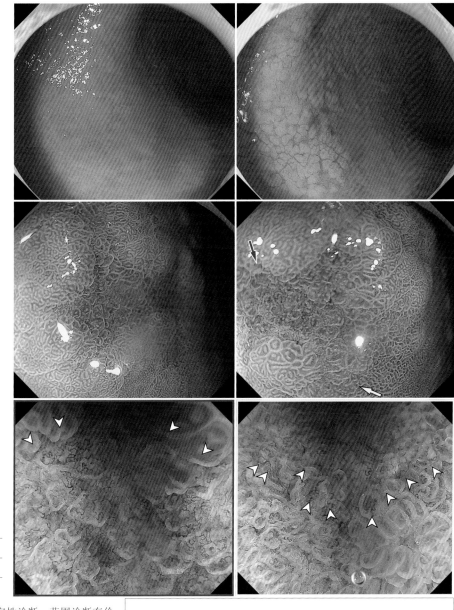

<table>
<tr><td>a</td><td>b</td></tr>
<tr><td>c</td><td>d</td></tr>
<tr><td>e</td><td>f</td></tr>
<tr><td colspan="2">g</td></tr>
</table>

图3 ［病例3］对定性诊断、范围诊断有价值的病例

a、b 虽然可以发现黏膜稍有不规则，但是无法进行定性诊断。

a 常规内镜图像（白光）。

b 靛胭脂喷洒图像。

c 口侧的 NBI 低倍放大图像。

d 肛侧的 NBI 低倍放大图像。在箭头处进行最大倍率放大。

e d 的红色箭头部分的 NBI 最大倍率放大图像。白色箭头表示 DL。

f d 的黄色箭头部分的 NBI 最大倍率放大图像。白色箭头表示 DL。

g 病变中央部位的病理组织学图像。异型度较低，部分区域有非癌上皮的混合存在。

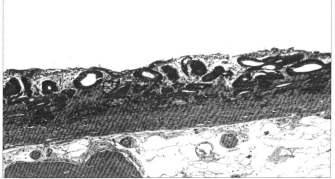

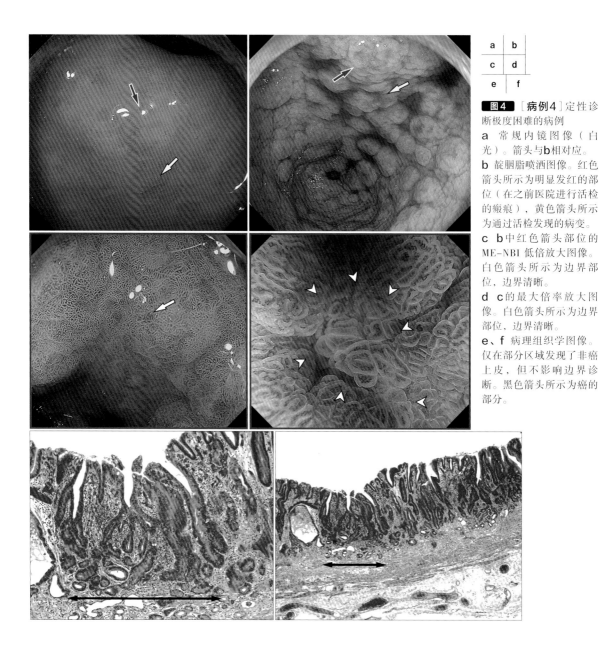

a	b
c	d
e	f

图4 ［病例4］定性诊
断极度困难的病例
a 常规内镜图像（白
光）。箭头与b相对应。
b 靛胭脂喷洒图像。红色
箭头所示为明显发红的部
位（在之前医院进行活检
的瘢痕），黄色箭头所示
为通过活检发现的病变。
c b中红色箭头部位的
ME-NBI 低倍放大图像。
白色箭头所示为边界部
位，边界清晰。
d c的最大倍率放大图
像。白色箭头所示为边界
部位，边界清晰。
e、f 病理组织学图像。
仅在部分区域发现了非癌
上皮，但不影响边界诊
断。黑色箭头所示为癌的
部分。

放大观察 MSP 时，可以清楚地观察到不规则
MVP，将其诊断为癌就比较容易了（**图 3e**）。
此外，不明显的肛侧的 DL 也可以看清楚了（**图
3f**）。病理组织学图像中，可以发现非癌上皮
的混合存在（**图 3g**）。

　　［**病例 4**］ 定性诊断极度困难的病例（**图
4**）。

　　在之前医院进行内镜检查，在胃窦可见多
发隆起性糜烂。没有高度怀疑是癌，但对凹陷

稍明显的 2 个病变进行活检时，肛侧的 1 个病
变活检诊断为癌（Group 5），所以被介绍到本
院来就诊。本院常规观察（白光）可以发现胃
窦有多发隆起性糜烂，但是无法确定哪里是癌。
然而，我们推测发红最明显的部位是活检瘢痕，
在其肛侧也观察到了似乎是活检瘢痕部位的黏
膜变化（**图 4a**）。靛胭脂染色图像中也可以
发现多发的隆起性糜烂，大小不等，但无法指
出哪里是癌（**图 4b**）。ME-NBI 低倍放大观察

也完全无法指出病变（**图4c**），仅依靠之前医院活检留下的瘢痕，通过ME-NBI最大放大倍率进行观察。被认为是病变区域内部的MSP、MVP都是规则的，所以不得不通过MV的扩张和窝间部增大来判断DL（**图4d**）。考虑是微小癌，稍微扩大范围标记后，进行了ESD治疗。病理组织学图像显示为2 mm的高分化型腺癌，最表层有1处腺管显露，考虑为低异型度肿瘤（**图4e、f**）。由于露出的低异型度肿瘤极少，我们认为这是定性诊断和边界诊断都极为困难的病例。

讨论

除菌后发现的胃癌即使通过活检病理检查，明确诊断有时也比较困难，因此内镜诊断非常重要。笔者等之前曾经对MVP在胃癌范围诊断中的价值进行过报告，本次我们对MVP在定性诊断中的价值进行了详细研究。定性诊断和范围诊断的诊断过程不同，需要分别进行研究。

定性诊断是对性质未知的病变进行良恶性的鉴别，所以MVP或MSP的形态诊断就很重要。在本次研究中，80.1%MVP的形态不规则，与之相对的规则MVP较少，为1.2%。和现症感染胃癌相比，除菌后发现胃癌异型度较低，大多也表现为不规则MVP，所以我们认为，MVP是胃癌诊断的一个很好的指标。此外，众所周知，除菌后发现胃癌的放大内镜诊断较难的原因是MSP和胃炎的表现类似。胃炎样表现和规则MSP几乎可以理解为同义词，而在本次研究中，17.0%（41/241）的病变表现为规则MSP，这个结果也符合MSP很难用于内镜诊断这一结论。

但是在这些病变中，有90.2%（37/41）的病变表现为不规则MVP，即规则MSP+不规则MVP，大多数通过观察MVP即可诊断为癌。此外，在除菌后发现胃癌中，出现这种情况的比例为15.4%（37/241），位居第三。因此，为了对除菌后发现胃癌进行确实可靠的诊断，可以说必须要掌握MVP的形态诊断。但也存在数量很少的极端困难的病例，像[**病例4**]那样，数毫米的微小癌上覆盖非癌黏膜，还有一部分未分化型癌，在现阶段放大内镜对这些病例的诊断是存在局限性的。

另外，范围诊断的对象是已知病变，目的是通过形态诊断来确定病变与边界附近背景黏膜的差异。若槻等对观察MSP进行范围诊断进行了详细研究，报告指出，全周边界清晰的病变最低只有33.8%，并阐述了观察MVP的必要性。笔者等在低倍放大下观察MSP，对边界不清的除菌后发现胃癌，以最大放大倍率进行MVP观察，诊断正确率提高了约20%，提示通过观察MVP进行范围诊断的重要性。同时，在本研究中，有18.6%（45/241）的病变，观察MVP特别有价值，结果与以往研究结果几乎相同。至于极端困难的病例，和之前的报告一样，存在一些特殊情况，如伸展至非癌上皮下的未分化型癌、牵手癌，或者使用抗癌药治疗胰腺癌后的分化型癌。但是，实际范围诊断并不是仅仅通过最大放大倍率观察MVP来进行诊断的。在背景胃黏膜和癌的边界附近，相比于中央部位，肿瘤的异型度有较低的倾向。而且在除菌后发现胃癌中，由于非癌上皮的覆盖比例较高，所以癌和非癌的表现混在一起，使得范围诊断变得更加困难。

在以最大倍率进行放大观察时，因为对局部进行放大，所以非常有必要对低异型度肿瘤和非癌病变之间MVP细微的差别进行鉴别。这就需要对日常观察和解读图片进行相关的培训。以低倍放大和非放大观察对病变整体进行远景观察，这很好理解。要通过常规观察（白光）和色素内镜检查发现颜色的差异、喷洒靛胭脂后发现背景胃黏膜的差异、ME-NBI低倍放大所见等，以这些为线索，以最大放大倍率观察MVP，对不确定的部位进行最终确认，从而进行综合诊断，我们认为是比较好的。

此外，当病变表面存在非癌上皮或ELA时，如[**病例2**]，通过观察表层的MVP可能难以做出诊断。在这种情况下，可以通过将内镜头端的黑帽轻轻压在背景胃黏膜上，将病变部分的黏膜展平，通过观察表面稍深一点的毛细血管网（true capillary network）来进行诊断。我们认为基于这些要点进行观察和诊断是很重要的。

结语

我们研究了 MVP 在除菌后发现胃癌诊断中的价值。对于低异型度肿瘤的 MVP 的诊断要在日常下功夫，对最大放大倍率拍摄的图像进行正确的影像解读进行训练，这也绝非是易事。虽说如此，掌握并提高诊断的相关能力，却是内镜医生的一项重要责任。

参考文献

[1]Kitamura Y, Ito M, Matsuo T, et al. Characteristic epithelium with low-grade atypia appears on the surface of gastric cancer after successful *Helicobacter pylori* eradication therapy. Helicobacter 19: 289-295, 2014.

[2]伊藤公訓，小刀崇弘，保田智之，他．除菌後発見胃癌の内視鏡的特徴と病理像—*Helicobacter pylori*除菌後治療により胃腫瘍は正常化するか？　胃と腸　51: 759-765, 2016.

[3]Uchita K, Yao K, Uedo N, et al. Highest power magnification with narrow-band imaging is useful for improving diagnostic performance for endoscopic delineation of early gastric cancers. BMC Gastroenterol 15: 155, 2015.

[4]内多訓久，八尾建史，岩﨑丈紘，他．NBI併用拡大内視鏡の観察倍率による胃癌範囲診断能の違い．胃と腸 50: 301-310, 2015.

[5]内多訓久，前田充毅，重久友里子，他．早期胃癌の範囲診断．胃と腸 55: 18-27, 2020.

[6]上山浩也，八尾隆史，松本健史，他．胃底腺型胃癌の臨床的特徴—拡大内視鏡所見を中心に：胃底腺型胃癌のNBI併用拡大内視鏡診断．胃と腸 50: 1533-1547, 2015.

[7]上山浩也，八尾隆史．胃底腺型胃癌の拡大観察診断．臨消内科 32: 1701-1711, 2017.

[8]Muto M, Yao K, Kaise M, et al. Magnifying endoscopy simple diagnostic algorithm for early gastric cancer（MESDA-G）. Dig Endosc 28: 379-393, 2016.

[9]Yao K, Iwashita A, Matsui T. A new diagnostic VS classification system produced by magnification endoscopy plus narrow-band imaging in the stomach; microvascular architecture and microsurface structure. *In*: Niwa H, Tajiri H, Nakajima M, et al（eds）. New Challenges in Gastrointestinal Endoscopy. Springer Japan, Tokyo, pp 169-176, 2008.

[10]Yao K, Anagnostopoulos GK, Ragunath K. Magnifying endoscopy for diagnosing and delineating early gastric cancer.
Endoscopy 41: 462-467, 2009.

[11]八尾建史．胃粘膜におけるNBI併用拡大内視鏡所見の成り立ちと診断体系（VS classification system）．胃と腸 46: 1279-1285, 2011.

[12]内多訓久，八尾建史，前田充毅，他．上部消化管—胃の画像強調内視鏡診断法．消内視鏡 32: 536-544, 2020.

[13]眞一まこも，九嶋亮治，中島健，他．*Helicobacter pylori*除菌後胃癌の特徴—病理の立場から．胃と腸 47: 1631-1639, 2012.

[14]Kobayashi M, Hashimoto S, Nishikura K, et al. Magnifying narrow-band imaging of surface maturation in early differentiated-type gastric cancers after *Helicobacter pylori* eradication. J Gastroenterol 48: 1332-1342, 2013.

[15]Saka A, Yagi K. Nimura S. Endoscopic and histological features of gastric cancers after successful *Helicobacter pylori* eradication therapy. Gastric Cancer 19: 524-530, 2016.

[16]若槻俊之，万波智彦，佐柿司，他．早期胃癌の範囲診断—範囲診断困難例とその臨床的対応：分化型癌—*H. pylori*現感染と除菌後の比較．胃と腸 55: 28-41, 2020.

Summary

Magnifying Endoscopic Diagnosis of Early Gastric Cancer after *Helicobacter pylori* Eradication through Microvascular Architecture Imaging

Kunihisa Uchita[1], Hiroshi Naito, Atsuki Maeda, Ayako Kubota, Takayuki Yayama, Rikiya Daike, Takehiro Iwasaki, Koji Kojima, Michiyo Okazaki, Kenji Yorita[2]

We investigated the value of MVPs（microvascular patterns）on magnification endoscopy in gastric cancer after *Helicobacter pylori* eradication. Among 405 cases resected by endoscopic submucosal dissection from April 2013 to June 2020, 213 cases with 245 lesions of post-eradication gastric cancer were included in the study. Irregular MVPs were found in 80% of post-eradication gastric cancer, suggesting that MVP is a good diagnostic indicator. Additionally, 17%（41 lesions）had regular MSPs, making qualitative diagnosis based on MSPs difficult；however, 90%（37/41 lesions）of these lesions also had irregular MVPs. Observation of MVPs also had an additional effect of 18.9% on the positive diagnosis rate for range diagnosis. MVP diagnosis is important for the qualitative and lateral extent diagnosis of gastric cancer after eradication. However, the diagnosis of MVP requires observation at maximum magnification, which entails daily training.

[1]Department of Gastroenterology, Kochi Red Cross Hospital, Kochi, Japan.

[2]Department of Pathology, Kochi Red Cross Hospital, Kochi, Japan.

除菌后发现胃癌的内镜诊断

——从 NBI 放大观察的角度：VS 分类系统的价值

今村 健太郎 [1]

八尾 建史 [2]

二村 聪 [3]

田边 宽

金光 高雄 [2]

宫冈 正喜 [1]

大津 健圣

小野 阳一郎

宇野 骏太郎

平塚 裕也

麻生 颂

植木 敏晴

小野 贵大 [3]

太田 敦子 [4]

原冈 诚司 [3]

岩下 明德 [5]

摘要 ● 目的与方法：我们纳入了 2020 年 5 月至 2021 年 6 月在我科接受 ESD 或手术外科切除的所有早期胃癌病变中，被判定为幽门螺杆菌除菌后发现的早期胃癌（除菌后胃癌）和幽门螺杆菌现症感染的早期胃癌（现症感染胃癌），且能对其术前内镜检查结果进行研究的病变，对两种病变的内镜诊断能力进行比较。结果：对于使用 VS 分类系统的 NBI 联合放大内镜（ME -NBI）观察的诊断能力，除菌后胃癌为 92%，现症感染胃癌为 93%，在统计学上未发现明显差异。对于使用 CS 分类系统的常规白光内镜（C-WLI），包括染色内镜（CE）的诊断能力，我们分析的结果是：除菌后胃癌为 89%，现症感染胃癌为 90%。此外，我们还比较了 ME-NBI 和 C-WLI + CE 对在水平方向生长范围的诊断能力（范围诊断），但两组之间没有观察到差异。我们对低异型度高分化型管状腺癌和除此之外的病变这两组也进行了研究，结果显示，两组对低异型度高分化型管状腺癌的定性诊断能力均较低，或显示较低的倾向。对癌巢内有无非癌上皮，我们也进行了分组研究，结果显示，两组对被非癌上皮广泛覆盖病变的范围诊断能力较低，或是显示较低的倾向。结语：使用 VS 分类系统的 ME-NBI 对除菌后胃癌和现症感染胃癌的诊断能力在两组间无差异。另外，导致诊断能力降低的主要原因，并非是有无除菌，而是低异型度高分化型管状腺癌或肿瘤组织被非癌上皮广泛覆盖。

关键词 幽门螺杆菌除菌后发现的早期胃癌
幽门螺杆菌现症感染的早期胃癌　VS 分类系统
NBI 联合放大内镜观察　异型度

[1] 福冈大学筑紫病院消化器内科　〒 818-8502 筑紫野市俗明院 1 丁目 1-1
　　E-mail：kentaro2316@live.jp
[2] 同　内视镜部
[3] 同　病理部・病理诊断科
[4] 同　临床检查部
[5]AⅡ病理画像研究所

前言——背景与目的

幽门螺杆菌（H.pylori / Helicobacter pylori）在 1994 年被国际癌症研究机构（International Agency for Research on Cancer, IARC）确定为胃癌的明确病因。另外，Uemura 等报告指出，幽门螺杆菌阴性病例组在随访期间没有发生胃癌。换句话说，由于幽门螺杆菌持续感染导致胃黏膜的慢性炎症，在此背景下发生了胃癌。另外，根据相关报告，根除幽门螺杆菌有助于抑制胃癌的发生。在日本，2013年对慢性胃炎进行根除幽门螺杆菌治疗被纳入保险适用范围后，许多幽门螺杆菌感染性胃炎患者都进行了除菌治疗。然而，据报告，在许多幽门螺杆菌根除成功后发现的早期胃癌病例中，黏膜内癌巢的表面被非肿瘤性上皮所覆盖，内镜诊断变得困难。以幽门螺杆菌除菌后发现的早期胃癌（以下简称"除菌后胃癌"）作为研究对象的论文较多，但采用搜集连续病例对除菌后胃癌的内镜诊断能力，以及与幽门螺杆菌现症感染的早期胃癌（以下简称"现症感染胃癌"）进行比较，并进行系统研究的报告较少。

因此，本文以我院连续搜集的早期胃癌切除病例为研究对象，对现症感染胃癌和除菌后胃癌的内镜诊断能力进行比较研究。

对象与方法

1. 对象

我们纳入了2020年5月至2021年6月，在我科接受内镜下黏膜剥离术（endoscopic submucosal dissection，ESD）或手术外科切除的所有早期胃癌病变。其中，我们排除了：残胃癌、未进行幽门螺杆菌感染诊断检查的病变、未感染幽门螺杆菌的胃癌、难以进行内镜图像评价的病变、难以对切除标本进行病理组织学评价的病变、除菌后未满6个月发现的病变。

2. 方法

1）幽门螺杆菌现症感染病例、幽门螺杆菌除菌后病例、幽门螺杆菌未感染病例的定义

本研究中幽门螺杆菌现症感染病例定义为"没有幽门螺杆菌除菌史，在除血清抗体法以外的幽门螺杆菌感染诊断检查（尿素呼气试验、粪便抗原试验、快速尿素酶试验、活检培养法、病理检查法）中至少1项呈阳性的病例"。另外，幽门螺杆菌除菌后病例的定义为以下的①②。①有幽门螺杆菌除菌史，除血清抗体法外，幽门螺杆菌检查至少1项确认为阴性的病例；

②无幽门螺杆菌除菌史，但内镜检查发现幽门螺杆菌感染的胃的表现，同时除血清抗体法外，幽门螺杆菌检查至少有1项确认为阴性的病例。也就是说，这种没有幽门螺杆菌除菌史的病例是所谓的自然除菌的病例。

此外，幽门螺杆菌未感染病例的定义为"内镜检查可以发现幽门螺杆菌未感染的胃部特征，无幽门螺杆菌除菌史，且幽门螺杆菌感染诊断检查至少2项为阴性，满足这3个条件的病例"。

2）研究项目

a. 主要评价项目。

按血管+表面结构（vessel plus surface，VS）分类系统，采用NBI联合放大内镜（magnifying endoscopy with narrow band imaging，ME-NBI）观察除菌后胃癌和现症感染胃癌，评价其定性诊断能力（敏感度），并进行比较。此外，在本研究中，因为只将癌本身作为研究对象，所以无法分析特异性和诊断正确率。

b. 次要评价项目。

a）按颜色+表面结构（color plus surface，CS）分类系统，采用包括色素内镜（chromoendoscopy，CE）在内，常规白光内镜（conventional white light imaging，C-WLI）观察除菌后胃癌和现症感染胃癌，评价其定性诊断能力（敏感度），并进行比较。同样地，在本研究中，因为只将癌本身作为研究对象，所以无法分析特异性和诊断正确率。

b）我们比较了ME-NBI、C-WLI + CE对除菌后胃癌和现症感染胃癌在水平方向生长范围诊断的能力（范围诊断能力）。

c）在病理组织学上，将病变大致分为低异型度高分化型管状腺癌和除此以外的病理类型，比较了ME-NBI、C-WLI+CE对除菌后胃癌和现症感染胃癌中不同异型度病变的定性诊断能力。此外，关于低异型度高分化型管状腺癌的诊断，采用渡边等的病理组织学诊断标准。

d）我们根据黏膜内癌巢表层是否存在非癌上皮，比较ME-NBI、C-WLI+CE对除菌后胃癌

和现症感染胃癌的范围诊断能力是否存在差异。

3）使用VS 分类系统对早期胃癌进行ME-NBI诊断的标准

　　a）边界线清楚，有不规则的微血管结构。

　　b）边界线清楚，有不规则的表面微结构。

　　同时满足a）和b）两者，或者满足任意一个，诊断为癌，其他情况诊断为非癌。

4）使用CS 分类系统对早期胃癌进行CE+C-WLI诊断的标准

　　在用CE+C-WLI进行早期胃癌诊断时，使用以色调和表面结构为指标的CS 分类系统。

　　a）存在区域性的黏膜病变（well-demarcated area），其内部可以发现颜色不均一（irregularity in color）。

　　b）存在区域性的黏膜病变（well-demarcated area），其内部可以发现表面结构不规则（irregularity in surface）。

　　同时满足a）和b）两者，或者是满足任意一个，诊断为癌，其他情况诊断为非癌。

5）采用ME-NBI确定早期胃癌水平方向边界的诊断标准

　　背景黏膜的规则MV 或规则MS 消失的边界，换言之，发现了DL，且在其内部能发现不规则MV 或不规则MS，将这里作为癌在水平方向的边界。如果病变全周都可以确定DL，则判断为可以进行范围诊断。

6）采用C-WLI+CE确定早期胃癌水平方向边界的诊断标准

　　C-WLI 检查时，清洗干净后，通过充气使胃壁充分伸展，从病变周围向病变部分进行观察，发现色调变化，或者是血管透见发生变化（血管透见消失、不明显，发现不规则的增生），出现两者或其中的任何一个部位，则将该部位诊断为病变的边界。此外，在CE 中观察到隆起、凹陷、胃小区的微小化、粗大化、消失、不规则化、胃小区间沟的不明显、不规则等表现中的任意一个部位，都将其作为存在癌组织的指标，将该表现消失的部位，诊断为病变的边界。

　　采用C-WLI 和CE 这两种，或者任意一种方法可以识别病变全周的边界，则判断为可以进行范围诊断。

结果

1. 对象病变的详细情况和临床病理学特征

　　2020 年5月至2021 年6月，在我科接受ESD 或外科手术切除的133 例早期胃癌病变中，6 例未进行幽门螺杆菌感染诊断检查，10 例内镜图像评价困难，4 例为幽门螺杆菌未感染胃癌，5 例为残胃癌，1 例切除标本病理组织学评估比较困难，4 例在除菌后不到6 个月发现，排除上述病变，我们以73 例除菌后胃癌病变和30 例现症感染胃癌病变为对象进行分析。

　　表1 展示了对象病变的临床病理学特征。两组中男性占比均较高，平均年龄为74 岁。关于肿瘤的肉眼形态，两组均显示平坦型、凹陷型较多；关于病变的部位，两组之间未发现差异；而关于病变的色调，两组除均有呈红色调的病变之外，还观察到较多呈黄色调的病变[**病例1、病例3**]，但两组无差异；关于肿瘤平均直径（范围），除菌后胃癌为14.1（2～80 mm，现症感染胃癌为19.1（5～42）mm，现症感染胃癌和除菌后胃癌相比，直径较大，但在统计学上未观察到显著差异。此外，除菌后胃癌与现症感染胃癌中的黏膜下层浸润的发生率无差异。内镜下萎缩的边界，两组均显示开放型较多。关于肿瘤的组织类型，两组均为分化型癌常见，低异型度高分化型管状腺癌在除菌后胃癌中占27%（20/73），在现症感染胃癌中占20%（6/30），两组之间没有差异。另外，关于非癌上皮，在除菌后组中为42%（31/73），在现症感染组中为33%（10/30）。除菌后组中发现非癌上皮较多，但在现症感染病例中，也可以在黏膜内癌巢的表层发现不少非癌上皮，两组间无显著差异。此外，在非癌上皮的研究中，我们没有对黏膜表层有脱落的病变进行评估。关于除菌后发生胃癌的时间，除去自然除菌的10 个病变，以及时间段不明的7 个病变外，我们对其他病变进行了评估，其中位数（范围）

表1 除菌后胃癌和现症感染胃癌病例的临床病理学特征（n＝103）

	H.pylori除菌后发现的早期胃癌（n=73）	H.pylori现症感染早期胃癌（n=30）	P值
年龄平均值（范围）	74（54～94）岁	74（37～91）岁	n.s.**
性别（男性：女性）	51:22	23:7	n.s.*
肉眼类型（隆起型：平坦型、凹陷型）	21:52	7:23	n.s.*
所处部位（U：M：L）	22:26:25	7:10:13	n.s.*
病变的色调（发红：黄色：同色：褪色）	37:25:2:9	12:8:1:9	n.s.*
浸润深度（M：SM）	58:15	21:9	n.s.*
平均肿瘤直径（范围）	14.1（2～80）mm	19.1（5～42）mm	n.s.**
内镜下的萎缩边界、萎缩的程度：木村·竹本分类（闭合型：开放型）	23:50	8:22	n.s.*
组织类型（低异型度高分化型管状腺癌：分化型癌：未分化型癌：组织混合型癌）	20:43:1:9	6:17:1:6	n.s.*
存在非癌上皮（有：无：评价困难）	31:30:12	10:18:2	n.s.*

除菌后胃癌：H.pylori除菌后发现的早期胃癌；现症感染胃癌：H.pylori现症感染早期胃癌。
*：卡方检验，**：学生t检验，n.s.：差异不明显。

表2 ME-NBI使用VS分类系统，以及C-WLI＋CE使用CS 分类系统对除菌后胃癌和现症感染胃癌的定性诊断能力的比较

	除菌后胃癌（n=73）	现症感染胃癌（n=30）	P值
ME-NBI的诊断能力	92%（67/73）	93%（28/30）	1*
C-WLI＋CE的诊断能力	89%（65/73）	90%（27/30）	0.999*

除菌后胃癌：H.pylori除菌后发现的早期胃癌；现症感染胃癌：H.pylori现症感染早期胃癌；ME-NBI：NBI 联合放大内镜；C-WLI：常规白光内镜；CE：色素内镜。
*：费希尔精确检验（Fisher's exact test）。

为 60（7～240）个月。

2. 主要评价项目的结果

ME-NBI 对除菌后胃癌和现症感染胃癌的诊断能力（定性诊断能力）分别为 92%（67/73）和 93%（28/30）（P＝1）（**表2**），两组完全没有差异。对于除菌后胃癌，通过 ME-NBI 难以定性诊断的病变为：胃底腺型胃癌 3 个病变，未分化型癌 1 个病变，未分化型癌为主的组织混合型癌 1 个病变，分化型癌 1 个病变。对于现症感染胃癌，通过 ME-NBI 难以定性诊断的病变为：胃底腺型胃癌 1 个病变和未分化型癌 1 个病变。

3. 次要评价项目的结果

1）C-WLI＋CE的定性诊断能力（敏感度）（**表2**）

对除菌后胃癌和现症感染胃癌的诊断能力分别为89%（65/73）和90%（27/30）（P＝0.999）。采用 C-WLI＋CE 对两组进行定性诊断能力无差异。

2）ME-NBI、C-WLI＋CE对水平方向生长范围的诊断能力（**表3**）

ME-NBI 对除菌后胃癌和现症感染胃癌的诊断能力分别为92%（67/73）和90%（27/30）（P＝0.717）。C-WLI＋CE 对除菌后胃癌和现症感染胃癌的诊断能力分别为88%（64/73）和83%（25/30）（P＝0.789）。ME-NBI 和 C-WLI＋CE 对除菌后胃癌和现症感染胃癌的范围诊断能力未发现差异。

3）将病变分成低异型度高分化型管状腺癌和除此之外的病变两类，ME-NBI、C-WLI＋CE对除菌后胃癌和现症感染胃癌的定性诊断能力（**表

表3 ME-NBI和C-WLI+CE对除菌后胃癌和现症感染胃癌在水平方向生长范围诊断能力（范围诊断能力）的比较

	除菌后胃癌（n=73）	现症感染胃癌（n=30）	P值
ME-NBI的诊断能力	92%（67/73）	90%（27/30）	0.717[*]
C-WLI+CE的诊断能力	88%（64/73）	83%（25/30）	0.789[**]

除菌后胃癌：$H.pylori$除菌后发现的早期胃癌；现症感染胃癌：$H.pylori$现症感染早期胃癌；ME-NBI：NBI 联合放大内镜；C-WLI：常规白光内镜；CE：色素内镜。
[*]：费希尔精确检验（Fisher's exact test）；[**]：卡方检验（Chi-square test）。

表4 ME-NBI对除菌后胃癌和现症感染胃癌不同异型度定性诊断能力的比较

	低异型度高分化型管状腺癌	低异型度高分化型管状腺癌以外的病变	P值
除菌后胃癌（n=73）	80%（16/20）	96%（51/53）	0.004[*]
现症感染胃癌（n=30）	83%（5/6）	96%（23/24）	0.001[*]
除菌后胃癌＋现症感染胃癌（n=103）	81%（21/26）	96%（74/77）	0.023[*]

除菌后胃癌：$H.pylori$除菌后发现的早期胃癌；现症感染胃癌：$H.pylori$现症感染早期胃癌；ME-NBI：NBI 联合放大内镜。
[*]：费希尔精确检验（Fisher's exact test）。

表5 C-WLI+CE对除菌后胃癌和现症感染胃癌不同异型度定性诊断能力的比较

	低异型度高分化型管状腺癌	低异型度高分化型管状腺癌以外的病变	P值
除菌后胃癌（n=73）	80%（16/20）	92%（49/53）	0.271[*]
现症感染胃癌（n=30）	50%（3/6）	100%（24/24）	0.004[*]
除菌后胃癌+现症感染胃癌（n=103）	73%（19/26）	95%（73/77）	0.023[*]

除菌后胃癌：$H.pylori$除菌后发现的早期胃癌；现症感染胃癌$H.pylori$现症感染早期胃癌；C-WLI：常规白光内镜；CE：色素内镜。
[*]：费希尔精确检验（Fisher's exact test）。

4，表5）

在 ME-NBI 的定性诊断能力比较中，对于除菌后胃癌组的诊断能力，低异型度高分化型管状腺癌为80%（16/20），除此之外的病变为96%（51/53）（P =0.004）。对于现症感染组的诊断能力，低异型度高分化型管状腺癌为83%（5/6），除此之外的病变为96%（23/24）（P =0.001）（表4）。两组间有统计学意义的差异，且对低异型度高分化型管状腺癌的诊断能力较低。

在 C-WLI+CE 的定性诊断能力比较中，对于除菌后胃癌组的诊断能力，低异型度高分化型管状腺癌为80%（16/20），除此之外的病变为92%（49/53）（P =0.271）。对于现症感染组的诊断能力，低异型度高分化型管状腺癌为50%（3/6），除此之外的病变为100%（24/24）（P =0.004）（表5）。在两组中都显示对低异型度高分化型管状腺癌的诊断能力较低的倾向。在现症感染胃癌组中诊断能力较低，有统计学差异。

4）根据黏膜内病巢表层中是否存在非癌上皮进行分组，比较ME-NBI、C-WLI+CE对除菌后胃癌和现症感染胃癌范围诊断的能力（**表6**，**表7**）

ME-NBI 中对除菌后胃癌组的诊断能力，有非癌上皮的病变为81%（25/31），无非癌上皮的病变为100%（30/30）（P =0.023）。对现症感染胃癌的诊断能力，有非癌上皮的病变为80%（8/10），无非癌上皮的病变为94%（17/18）（P =0.283）（**表6**）。两组中，对

表6 ME-NBI对除菌后胃癌和现症感染胃癌有无非癌上皮病变范围诊断能力的比较

	有非癌上皮的病变	无非癌上皮的病变	P值
除菌后胃癌（n=61）	81%（25/31）	100%（30/30）	0.023[*]
现症感染胃癌（n=28）	80%（8/10）	94%（17/18）	0.283[*]
除菌后胃癌+现症感染胃癌（n=89）	80%（33/41）	98%（47/48）	0.010[*]

除菌后胃癌：*H.pylori*除菌后发现的早期胃癌；现症感染胃癌：*H.pylori*现症感染早期胃癌；ME-NBI：NBI 联合放大内镜观察。

[*]：费希尔精确检验（Fisher's exact test）。

表7 C-WLI＋CE对除菌后胃癌和现症感染胃癌有无非癌上皮病变范围诊断能力的比较

	有非癌上皮的病变	无非癌上皮的病变	P值
除菌后胃癌（n=61）	74%（23/31）	97%（29/30）	0.026[*]
现症感染胃癌（n=28）	60%（6/10）	94%（17/18）	0.041[*]
除菌后胃癌+现症感染胃癌（n=89）	71%（29/41）	96%（46/48）	0.002[*]

除菌后胃癌：*H.pylori*除菌后发现的早期胃癌；现症感染胃癌：*H.pylori*现症感染早期胃癌；C-WLI：常规白光内镜；CE：色素内镜。

[*]：费希尔精确检验（Fisher's exact test）。

有非癌上皮病变的诊断能力均显示出了较低的倾向，在除菌后胃癌组中，其诊断能力较低，且有统计学差异。

C-WLI 对除菌后胃癌组的诊断能力，有非癌上皮的病变为74%（23/31），无非癌上皮的病变为97%（29/30）（P＝0.026）。对现症感染胃癌的诊断能力，有非癌上皮的病变为60%（6/10），无非癌上皮的病变为94%（17/18）（P＝0.041）（表7）。两组对有非癌上皮病变的诊断能力较低，且均有统计学差异。

病例

［**病例1**］ 80余岁，男性。现症感染胃癌，低异型度高分化型管状腺癌，覆盖非癌上皮，内镜观察病变时尚未进行活检。使用 GIF-H260Z（奥林巴斯公司制造）进行观察。

C-WLI＋CE：无法进行定性诊断，无法进行范围诊断。

ME-NBI：可进行定性诊断，可进行范围诊断。

C-WLI 观察在幽门前区小弯处发现呈黄色调的黏膜，但无区域性，没有发现色调或表面结构的不规则，难以进行定性诊断（**图1a**）。

胃壁稍微伸展，采用 CE 观察时，病变被认为是凹陷性病变，但表面结构未见不规则，凹陷边缘规整，口侧边界不清（**图1b**）。

ME-NBI 低倍放大观察，对病变进行评估比较困难（**图1c**）。以最大放大倍率从病变口侧进行 ME-NBI 放大观察时，可以观察到 MV 和 MS 的急剧变化，可以确定 DL（**图1d**，黄色箭头）。对微血管结构图像（microvascular pattern，MVP）进行评估，可见微小血管呈开放~闭合的环状，形状不均匀，排列不规则，分布不对称。对表面微结构进行评估，可见边缘上皮（marginal crypt epithelium，MCE）的形态呈弧状，形状均匀，排列规则，分布不对称。根据 VS 分类系统，判断为有 DL 的不规则 MV+ 规则 MS，根据 V 的所见结果诊断为癌。通过上述放大内镜所见结果，在病变全周确定了癌特异的边界，即 DL，进行了 ESD。

病理组织学诊断为高分化型腺癌，低异型度，0-Ⅱc，pT1a（M），5 mm×4 mm，Ly0，V0，pHM0，pVM0。

在 ESD 切除标本的病理组织学中，可见肿瘤腺管的细胞和结构异型度都较低，在黏膜内进行置换性生长（**图1e**）。**图1f** 显示根据复

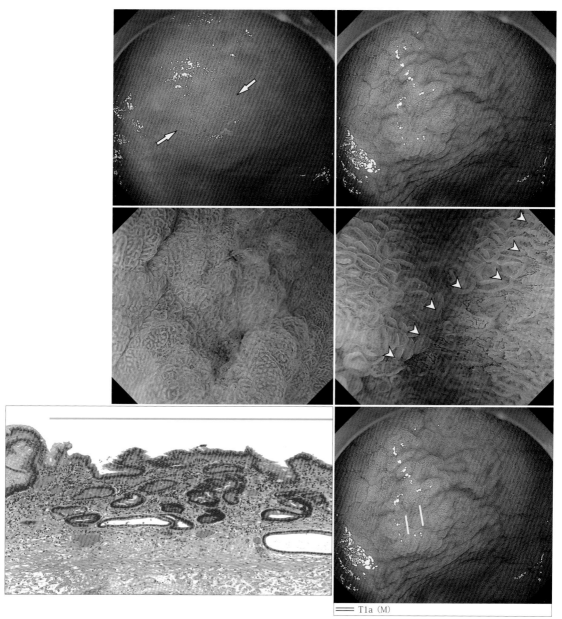

T1a (M)

a	b
c	d
e	f

图1 ［病例1］

a 常规内镜图像。幽门前区小弯处可见黄色调的黏膜，但无区域性，未发现色调或表面结构的不规则。定性诊断很困难（黄色箭头）。

b CE图像。病变被描绘为凹陷性病变，但表面结构未见不规则，凹陷边缘规整，口侧边界不明显。

c NBI低倍放大图像。对病变评估较困难。

d NBI高倍放大图像（最大放大倍率）。黄色箭头是DL。判断为有DL的不规则MV+规则MS，诊断为癌。

e ESD切除标本的病理组织学图像（HE染色，中等放大）。蓝线是肿瘤部分，低异型度高分化型管状腺癌。

f b的重建图（标记）。

原图推断的内镜图像中的病变范围，黄线表示癌的范围。

[病例2] 70余岁，男性。除菌后胃癌，分化型癌（低异型度高分化型管状腺癌之外的病变），覆盖非癌上皮，病变部分是活检后的状态。使用 GIF-H290Z（奥林巴斯公司制造）进行观察。

C-WLI + CE：无法进行定性诊断，无法进行范围诊断。

ME-NBI：可进行定性诊断，可进行范围诊断。

C-WLI 观察在胃体上部小弯处发现边界不清的发红区域，部分区域色调不均一，但是缺乏边界（图2a）。CE 观察呈凹陷性病变，凹陷内部为细小颗粒状改变，部分凹陷边缘不规整，病变的边界不清楚（图2b）。C-WLI+CE 进行定性诊断和范围诊断都很困难。对图2b 蓝色框部分 ME-NBI 观察发现（图2c），DL 和凹陷部分边界一致。对凹陷部分进行观察，关于 V，每个微血管的形态为正多边形，形状均匀，排列规则，分布对称。关于 S，每个腺窝开口（crypt opening，CO）和 MCE 都是类圆形的，形状均匀，排列规则，分布对称。此外，在 CO 之间可见亮蓝嵴（light blue crest，LBC）。根据 VS 分类系统，判断为有 DL 的规则 MV+ 规则 MS，该部位考虑为非癌（肠上皮化生）。对图2b 黄色框部分 ME-NBI 观察发现，MV 和 MS 急剧变化，可以确认 DL（图2d，黄色箭头）。对病变部分进行观察，关于 V，微血管呈封闭的环状，闭环形态多样化，大小不等，形状不一，排列规则，分布不对称。关于 S，几乎无法通过肉眼识别 MCE。根据 VS 分类系统，判断为有 DL 的不规则 MV+MS 缺失，诊断为癌。在病变全周确定癌特异的 DL，进行了 ESD。

病理组织学诊断为高分化型管状腺癌，0-Ⅱc，pT1a（M），8 mm×8 mm，Ly0，V0，pUL0，pHM0，pVM0。

ESD 切除标本的病理组织学可见高异型度高分化型管状腺癌，部分区域可见非癌上皮的覆盖（图2e）。病变附近的发红凹陷（图2b 中的蓝色框）的组织所见为肠上皮化生加上腺管形成的，不存在肿瘤腺管（图2f）。图2g 显示了根据切除标本的重建图推断内镜图像中病变的范围。黄线表示癌的范围。

[病例3] 80余岁，男性。除菌后胃癌，低异型度高分化型管状腺癌，有非癌上皮的覆盖，内镜观察时病变部分未进行活检。使用 GIF-XZ1200（奥林巴斯公司制造）进行观察。

C-WLI + CE：无法进行定性诊断，无法进行范围诊断。

ME-NBI：可以进行定性诊断，可以进行范围诊断。

C-WLI 观察，在幽门前区小弯处可见早期胃癌，在病变口侧的胃窦小弯处发现边界不清晰的黄色黏膜（图3a）。靠近观察，在黄色处有发红混杂的黏膜区域，色调较为均一，病变边界不清（图3b）。CE 观察，病变的边界不清楚（图3c）。

ME-NBI 低倍放大观察可见病变部分呈棕褐色区域，但难以进行定性诊断（图3d）。以最大放大倍率进行 ME-NBI 观察时，可见 MV 和 MS 的急剧变化，可以明确 DL（图3e）。对 DL 内部的病变部分进行观察，关于 V，单个微血管主要为开放的环形，形状不均匀，排列不规则，分布不对称。关于 S，每个 MCE 的形态为弧形，形状不均匀，排列不规则，分布不对称。根据 VS 分类系统，判定为有 DL 的不规则 MV+ 不规则 MS，诊断为癌。

病理组织学的诊断为异型上皮细胞提示交界性恶性的上皮性肿瘤（atypical epithelium suggestive of epithelial neoplasm of borderline malignancy），0-Ⅱc，pT1a（M），Ly0，V0，pUL0，pHM0，pVM0。

在切除标本的病理组织学所见结果中，细胞和结构的异型度均较低，低异型度高分化型管状腺癌在黏膜内置换性生长。癌巢表层有非癌上皮混杂存在（图3f）。

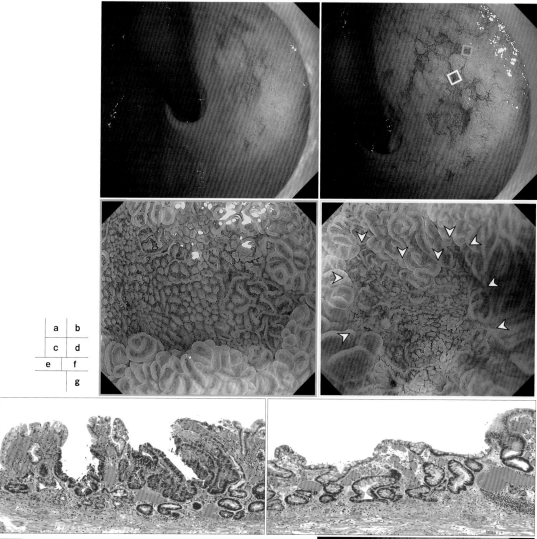

a	b
c	d
e	f
	g

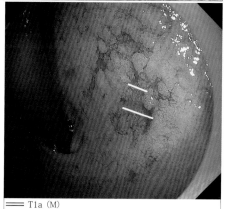

T1a（M）

图2 ［病例2］

a 常规内镜图像。胃体上部小弯处可见边界不清的发红区域，部分区域色调不均一，但缺乏边界。

b CE图像。可见凹陷性病变，凹陷内部为细小颗粒状改变，部分凹陷边缘不规则，但是病变的边界不清楚。对蓝色框和黄色框部分分别进行了NBI放大观察。

c b中蓝色框部分的NBI放大图像（最高放大倍率）。判断为有DL的规则 MV+规则MS，该部分考虑为非癌（肠上皮化生）。

d b中黄色框部分的NBI放大图像（最大放大倍率）。判断为有DL的不规则MV+MS缺失（黄色箭头），诊断为癌。

e ESD切除标本的病理组织学图像（HE染色，中等放大）。高分化型管状腺癌。部分区域可见非癌上皮的覆盖。

f ESD切除标本的病理组织学图像（HE染色，中等放大）。对应c部分的病理组织学图像。可见肠上皮化生上皮，未见肿瘤性腺管。

g b的重建图（标记）。

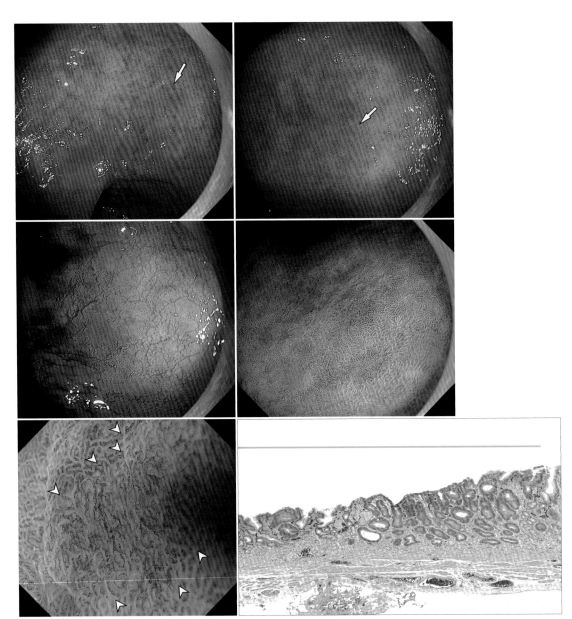

a	b
c	d
e	f

图3 [病例3]

a 常规内镜图像（远景图像）。幽门前区小弯处可见早期胃癌，其口侧胃窦小弯处见边界不清的黄色黏膜。

b 常规内镜图像（近景图像）。在黄色处可见发红混杂的黏膜区域，色调较为均一，病变的边界不清晰（黄色箭头）。

c CE 图像。病变边界不清楚。

d NBI 低倍放大图像。病变区域呈茶色，但很难进行定性诊断。

e NBI 高倍放大图像（最大放大倍率）。观察到MV和MS的急剧变化，并确定了DL（黄色箭头）。判定为有DL的不规则MV+不规则MS，诊断为癌。

f ESD切除标本的病理组织学图像（HE染色，中等放大）。低异型度高分化型管状腺癌。在病变中发现混合存在非癌上皮。蓝线为肿瘤部分。

讨论

本研究旨在比较我科对除菌后胃癌和现症感染胃癌的内镜诊断能力。分析结果发现，对除菌后胃癌和现症感染胃癌，使用 VS 分类系统的 ME-NBI 的诊断能力没有差异。在以往的报告中指出，作为除菌后胃癌的 ME-NBI 表现，胃炎样表现为其特征，且内镜诊断也较困难。此外，Horiguchi 等对 C-WLI、CE 和 ME-NBI 三者对除菌后胃癌和现症感染胃癌的诊断能力进行了研究，报告结果指出，在所有的检查方法中，除菌后胃癌的内镜诊断能力，相比于现症感染胃癌而言均较低。

另外，在本研究中，与之前的报告不同，我们得到了两组之间的定性诊断能力没有差异这一结果。关于其原因目前虽然还不清楚，但笔者认为可能是 ME-NBI 观察技术层面的原因。在我们科，原则上以最大放大倍率进行 ME-NBI 观察，必要时同时使用浸水法来获得详细的 ME-NBI 观察结果。特别是为了准确把握、描绘每个微血管的形态来进行诊断，我们认为必须以最大放大倍率进行观察。

事实上，[病例 1]虽然是现症感染胃癌，但在图 1c 中的 ME-NBI 低倍放大观察中，不能将其诊断为癌，而在图 1d 的 ME-NBI 最大放大倍率观察中，V 呈不规则 MV，很容易诊断为癌。另外，在[病例 2]图 2d 中的 ME-NBI 观察所见，血管为多边形闭环的网状图案，这一点和非肿瘤部分的图 2c 内镜所见结果类似。通过对微血管进行仔细观察，可以发现闭环形态是丰富多样的，而且伴有大小不一的所见，判定为不规则 MV，可确诊为癌。此外，如之前报告指出的，在除菌后胃癌中，仅以 S 为指标时，ME-NBI 对除菌后胃癌的诊断能力较低，而以 V 为指标时，ME-NBI 对除菌后胃癌和现症感染胃癌的诊断能力相同。也就是说，为了使 ME-NBI 正确诊断癌，必须在最大放大倍率下，对 V 进行清晰的观察。如果可能的话，还要同时进行浸水观察。因此，有报告指出，

对除菌后胃癌，通过 ME-NBI 进行定性诊断较为困难，但我们认为在其研究中，可能放大观察的条件（技术）不是十分充分。

另外，在 ME-NBI、C-WLI+CE 对除菌后胃癌和现症感染胃癌的范围诊断能力比较方面，两组也无差异。有报告指出，除菌后胃癌中，病变边界不清晰，范围诊断较困难的病例较多。内多等报告指出，对 C-WLI+CE 和使用最大放大倍率的 ME-NBI 对除菌后胃癌和现症感染胃癌进行观察，其诊断能力相同；使用最大放大倍率的 ME-NBI 对除菌后胃癌进行观察是有用的。同样，在我们科，在进行水平方向生长的范围诊断时，必要时，也使用最大放大倍率的 ME-NBI 进行观察，我们认为这样的诊断能力较强。因此，在范围诊断时，为了提高对除菌后胃癌的内镜诊断能力，重要的是以最大放大倍率的 ME-NBI 对微血管进行详细观察，以及为此要掌握相关的技术。

在病理组织学方面，我们又将其亚分类为：低异型度高分化型管状腺癌和除此之外的病变，ME-NBI、C-WLI+CE 对除菌后胃癌和现症感染胃癌不同异型度病变的定性诊断能力进行了比较。结果发现，在 ME-NBI 进行定性诊断能力的比较中，对低异型度高分化型管状腺癌的诊断能力较低，且在两组间有统计学差异。对 C-WLI+CE 进行定性诊断能力的比较表明，两组对低异型度高分化型管状腺癌的诊断能力较低。此外，在现症感染胃癌组中，对低异型度高分化型管状腺癌的诊断能力较低，且差异有统计学意义。

对于黏膜内癌巢表层是否存在非癌上皮，我们比较了 ME-NBI、C-WLI+CE 对除菌后胃癌和现症感染胃癌的范围诊断能力。对于有非癌上皮的病变，ME-NBI 的范围诊断能力在两组中均显示出较低的倾向，在除菌后胃癌组中，其诊断能力偏低，且差异有统计学意义。对于有非癌上皮的病变，C-WLI+CE 的范围诊断能力也较低，两组均有统计学差异。也就是说，从上述研究中，我们可以推断，低异型度高分

化型管状腺癌以及黏膜内病巢表层存在非癌上皮，都是降低内镜诊断能力的主要因素。

本研究中 ME-NBI 诊断极度困难的病变，如之前报告的那样，为褪色色调的表面平坦型或表面凹陷型病变、未分化型癌、胃底腺型胃癌。在胃底腺型胃癌中，病变部分被非癌上皮覆盖，在黏膜表层无法发现肿瘤。另外，对于大多数未分化型胃癌，在黏膜内癌巢的表面覆盖大范围的非癌上皮。因此，通过 ME-NBI 诊断胃底腺型胃癌和未分化型癌比较困难。

在本次研究中，通过 ME-NBI 进行定性诊断较为困难的 8 个病变的详细情况分别为：4 个病变为胃底腺型胃癌，2 个病变为未分化型癌，1 个病变为未分化型癌为主的组织混合型癌，1 个病变为分化型癌。在本研究中，大约 43% 的除菌后胃癌、33% 的现症感染胃癌可以在病变内病巢表层发现有非癌上皮存在；除了胃底腺型胃癌、未分化型癌、存在非癌上皮的病变，大部分病变都可以通过内镜得到诊断。也就是说，非癌上皮的覆盖范围很小的话（图 2e，图 3f），我们可以通过非癌上皮下不规则的微血管结构图像来加以推测，也可以准确地诊断癌。由此可见，早期胃癌的定性诊断和范围诊断困难的因素，不是有无进行幽门螺杆菌除菌，我们认为是由于①低异型度高分化型管状腺癌，②像胃底腺型胃癌和未分化型癌那样，在黏膜内癌巢表层大范围地覆盖非癌上皮的组织结构。

本研究的局限性在于它是 1 项单中心的回顾性研究。目前正在计划进行前瞻性研究。

结语

我们的研究发现，使用 VS 分类系统的 ME-NBI 的诊断能力，在除菌后胃癌组和现症感染胃癌组之间没有差异。在最大放大倍率下使用 ME-NBI 对微血管进行详细观察并进行评估是非常重要的。虽然我们以 ME-NBI 为中心进行了论述，但在开始进行放大观察之前，应用 C-WLI、CE 观察，采取适当的观察条件、观察方法、诊断指标来进行准确的诊断，同样非常重要。

参考文献

[1]International Agency for Research on Cancer. Schistosomes, liver flukes and *Helicobacter pylori*. IARC working group on the evaluation of carcinogenic risks to humans. Lyon, 7–14 June 1994. IARC Monogr Eval Carcinog Risks Hum　61: 177–240, 1994.

[2]Uemura N, Okamoto S, Yamamoto S, et al. *Helicobacter pylori* infection and the development of gastric cancer. N Engl J Med 345: 784–789, 2001.

[3]Ford AC, Yuan Y, Moayyedi P. *Helicobacter pylori* eradication therapy to prevent gastric cancer: systematic review and meta-analysis. Gut　69: 2113–2121, 2020.

[4]Choi IJ, Kook MC, Kim YI, et al. *Helicobacter pylori* therapy for the prevention of metachronous gastric cancer. N Engl J Med　378: 1085–1095, 2018.

[5]Hori K, Watari J, Yamasaki T, et al. Morphological characteristics of early gastric neoplasms detected after *Helicobacter pylori* eradication. Dig Dis Sci　61: 1641–1651, 2016.

[6]Saka A, Yagi K, Nimura S. Endoscopic and histological features of gastric cancers after successful *Helicobacter pylori* eradication therapy. Gastric Cancer　19: 524–530, 2016.

[7]Shichijo S, Hirata Y. Characteristics and predictors of gastric cancer after *Helicobacter pylori* eradication. World J Gastroenterol　24: 2163–2172, 2018.

[8]Noda H, Kaise M, Wada R, et al. Characteristics of non-neoplastic epithelium that appears within gastric cancer with and without *Helicobacter pylori* eradication: A retrospective study. PLoS One　16: e0248333, 2021.

[9]Horiguchi N, Tahara T, Kawamura T, et al. A comparative study of white light endoscopy, chromoendoscopy and magnifying endoscopy with narrow band imaging in the diagnosis of early gastric cancer after *Helicobacter pylori* eradication. J Gastrointestin Liver Dis　26: 357–362, 2017.

[10]Miyaoka M, Yao K, Tanabe H, et al. Usefulness of vessel plus surface classification system for the diagnosis of early gastric cancer after *Helicobacter pylori* eradication. Ann Gastroenterol　34: 354–360, 2021.

[11]鎌田智有. 胃炎の内視鏡所見—総論. 春間賢（監）. 胃炎の京都分類, 改訂第2版. 日本メディカルセンター, pp 26–31, 2018.

[12]Kimura K, Takemoto T. An endoscopic recognition of the atrophic border and its significance in chronic gastritis. Endoscopy　1: 87–97, 1969.

[13]Sakaki N, Momma K, Egawa N, et al. The influence of *Helicobacter pylori* infection on the progression of gastric mucosal atrophy and occurrence of gastric cancer. Eur J Gastroenterol Hepatol　7（Suppl 1）: S59–62, 1995.

[14]Yao K, Anagnostopoulos GK, Ragunath K. Magnifying endoscopy for diagnosing and delineating early gastric cancer. Endoscopy　41: 462–467, 2009.

[15]岩下明德, 田邉寛. 低異型度分化型胃癌の診断. 胃と腸　45: 1057–1060, 2010.

[16]渡辺英伸, 加藤法導, 渕上忠彦, 他. 微小胃癌からみた胃癌の発育経過—病理形態学的解析. 胃と腸　27: 59–67, 1992.

[17]Yao K. The endoscopic diagnosis of early gastric cancer. Ann Gastroenterol　26: 11–22, 2013.

[18]Yao K, Doyama H, Tsuji S. Endoscopic characterization of gastric lesions and resection strategy. *In* Testoni PA, Inoue H, Wallace MB（eds）. Gastrointestinal and pancreatico-biliary diseases: Advanced diagnostic and therapeutic endoscopy. Springer, Cham, 2021.

[19]八尾建史，今村健太郎，長浜孝，他．胃腫瘍性病変の内視鏡診断―診断の進め方．胃と腸　55: 545–556, 2020.

[20]八尾建史，田邉寛，長浜孝，他．低異型度分化型胃癌（超高分化腺癌）の拡大内視鏡診断．胃と腸　45: 1159–1171, 2010.

[21]Nagahama T, Yao K, Maki S, et al. Usefulness of magnifying endoscopy with narrow–band imaging for determining the horizontal extent of early gastric cancer when there is an unclear margin by chromoendoscopy（with video）. Gastrointest Endosc　74: 1259–1267, 2011.

[22]八尾恒良，藤原侃，渡辺英伸，他．胃癌の浸潤範囲の内視鏡診断．胃と腸　7: 725–738, 1972.

[23]長浜孝，槙信一朗，八尾建史，他．未分化型早期胃癌に対する内視鏡診断―浸潤範囲診断と深達度診断の診断指標と観察方法の重要性について．外科治療　103: 333–339, 2010.

[24]長浜孝，今村健太郎，小島俊樹，他．超高分化腺癌成分を有する早期胃癌に対する浸潤境界診断―NBI併用拡大内視鏡の診断能と限界について．胃と腸　50: 267–278, 2015.

[25]Kobayashi M, Hashimoto S, Nishikura K, et al. Magnifying narrow–band imaging of surface maturation in early differentiated–type gastric cancers after Helicobacter pylori eradication. J Gastroenterol　48: 1332–1342; 2013.

[26]内多訓久，八尾建史，岩崎丈紘，他．NBI併用拡大内視鏡の観察倍率による胃癌範囲診断能の違い．胃と腸　50: 301–310, 2015.

[27]若槻俊之，万波智彦，佐柿司，他．早期胃癌の範囲診断―範囲診断困難例とその臨床的対応：分化型癌―H. pylori現感染と除菌後の比較．胃と腸　55: 28–41, 2020.

[28]内多訓久，前田充毅，重久友理子，他．早期胃癌の範囲診断．胃と腸　55: 18–27, 2020.

[29]Yao K, Doyama H, Gotoda T, et al. Diagnostic performance and limitations of magnifying narrow–band imaging in screening endoscopy of early gastric cancer: A prospective multicenter feasibility study. Gastric Cancer　17: 669–679, 2014.

[30]上山浩也，八尾隆史，松本健史，他．胃底腺型胃癌の臨床的特徴―拡大内視鏡所見を中心に：胃底腺型胃癌のNBI併用拡大内視鏡診断．胃と腸　50: 1533–1547, 2015.

[31]Imamura K, Yao K, Nimura S, et al. Characteristic endoscopic findings of gastric adenocarcinoma of fundic–gland mucosa type. Gastric Cancer　24: 1307–1319, 2021.

Summary

Endoscopic Diagnosis of Early Gastric Cancer Detected after *Helicobacter pylori* Eradication—Usefulness of VS Classification System

Kentaro Imamura[1], Kenshi Yao[2],
Satoshi Nimura[3], Hiroshi Tanabe,
Takao Kanemitsu[2], Masaki Miyaoka[1],
Kensei Ohtsu, Yoichro Ono,
Shuntaro Uno, Yuya Hiratsuka,
Shou Aso, Toshiharu Ueki,
Takahiro Ono[3], Atsuko Ota[4],
Seiji Haraoka[3], Akinori Iwashita[5]

Objectives and methods: The study involved patients with early gastric cancer who had undergone either ESD（endoscopic submucosal dissection）or surgical resection at the Fukuoka University Chikushi Hospital from May 2020 to June 2021. From among these patients, we extracted those who were diagnosed with either early gastric cancer following *Helicobacter pylori* eradication（eradicated lesions）or early gastric cancer while infected with *H. pylori*（infected lesions）and whose preoperative endoscopic findings were available for examination. Between the *H. pylori*–eradicated and *H. pylori*–infected lesions, endoscopic diagnostic sensitivity were compared.

Results: The lesions analyzed comprised 73 eradicated lesions and 30 infected lesions. The endoscopic diagnostic sensitivity of magnifying endoscopy with M–NBI（narrow–band imaging）using VS（the vessel plus surface）classification system was 92% for the eradicated lesions and 93% for the infected lesions, thus showing no statistically significant differences. The results of an endoscopic diagnostic sensitivity analysis based on conventional C–WLI（white light imaging）methods, including CE（chromoendoscopy）using CS（the color plus surface）classification system, revealed the diagnostic sensitivity to be 89% for the eradicated lesions and 90% for the infected lesions. Moreover, a comparison of diagnostic sensitivity for accurate delineation of tumor margins found no significant differences between M–NBI and C–WLI＋CE. Well differentiated tubular adenocarcinoma with low grade atypia and lesions other than those were similarly examined. Consequently, both the eradicated and infected groups exhibited lower diagnostic sensitivity for well differentiated tubular adenocarcinoma with low grade atypia. Further examination was conducted by determining for the presence/absence of noncancerous epithelium in the superficial layer. Subsequently, both the eradicated and infected groups showed lower range diagnostic sensitivity for lesions covered widely with noncancerous epithelium.

Conclusion: No significant differences were noted in the diagnostic sensitivity of M–NBI using the VS classification system between the eradicated and infected gastric cancer lesions. The study also demonstrated that the factor behind lowered diagnostic sensitivity was well differentiated tubular adenocarcinoma with low grade atypia or construction of tumor tissue covered widely with noncancerous epithelium rather than after *Helicobacter pylori* eradication.

[1]Department of Gastroenterology, Fukuoka University Chikushi Hospital, Chikushino, Japan.
[2]Department of Endoscopy, Fukuoka University Chikushi Hospital, Chikushino, Japan.
[3]Department of Pathology, Fukuoka University Chikushi Hospital, Chikushino, Japan.
[4]Department of Clinical Laboratory, Fukuoka University Chikushi Hospital, Chikushino, Japan.
[5]AII Pathological Image Institute, Ogoori, Japan.

除菌后发现胃癌的内镜诊断
——从超放大观察的角度

野田 启人[1-2]

贝濑 满[1]

大桥 隆治[3]

岩切 胜彦[1]

摘要● 近年来，内镜诊断较为困难的除菌治疗后发现的胃癌不断增加。除菌后早期分化型腺癌诊断困难理由如下：①黏膜表层存在低异型度或者非肿瘤性上皮；②存在一些伴有表层分化，且和腺瘤之间鉴别较为困难的超高分化型腺癌。ECS可以实时观察黏膜表层的细胞，ECS重度细胞异型、结构异型是ECS诊断胃癌的标准。除菌后早期分化型腺癌常存在①和②这样的情况，所以诊断准确度往往较低，但识别出ECS重度异型就能对胃癌进行诊断。另外，除菌后早期未分化型腺癌ECS诊断较为困难，印戒细胞癌染色性较差，未分化型腺癌中单个细胞与炎症细胞之间的鉴别等，都是需要解决的课题。

关键词　超放大内镜　细胞内镜　除菌后胃癌　细胞异型　结构异型

[1] 日本医科大学付属病院消化器·肝臓内科　〒 113-8603 東京都文京区千駄木 1 丁目 1-5　E-mail : noda-hi@nms.ac.jp
[2] 日本医科大学武蔵小杉病院消化器内科
[3] 日本医科大学付属病院病理診断科

前言

　　多中心前瞻性随机化研究和荟萃分析都指出，根除幽门螺杆菌（*Helicobacter pylori*）治疗可以抑制胃癌的发生。在日本，对幽门螺杆菌感染胃炎进行除菌治疗于 2013 年 2 月被纳入医疗保险范围，我们正步入对所有幽门螺杆菌阳性患者都进行除菌治疗的时代。因此，与幽门螺杆菌现症感染发现的胃癌相比，除菌治疗后发现的胃癌（除菌后胃癌）的数量正在不断增加。根据我院近 3 年的统计，进行了胃内镜下黏膜剥离术（endoscopic submucosal dissection，ESD）的患者中，现症感染的为 33%，除菌后的为 41%，可以预测未来除菌后胃癌的诊断、治疗的比重将进一步增大。有报告指出，除菌后早期胃癌，低异型度上皮和非肿瘤上皮在癌表层出现的比例较高，呈类似胃炎黏膜的表现，所以内镜诊断变得困难。众所周知，呈胃炎样表现的胃癌，其组织类型大多为高分化型，核的异型性也较弱。

　　本文我们将通过具体的病例来详细描述采用能对黏膜表层细胞直接进行内镜观察的超放大内镜（endocytoscopy，ECS）对除菌后胃癌进行诊断。

ECS异型分类和ECS胃癌诊断标准

　　最新的 ECS 可通过 520 倍光学放大直接观察黏膜表层的细胞。通过亚甲蓝和结晶紫双重活体染色，可以得到与病理组织 HE 染色相似

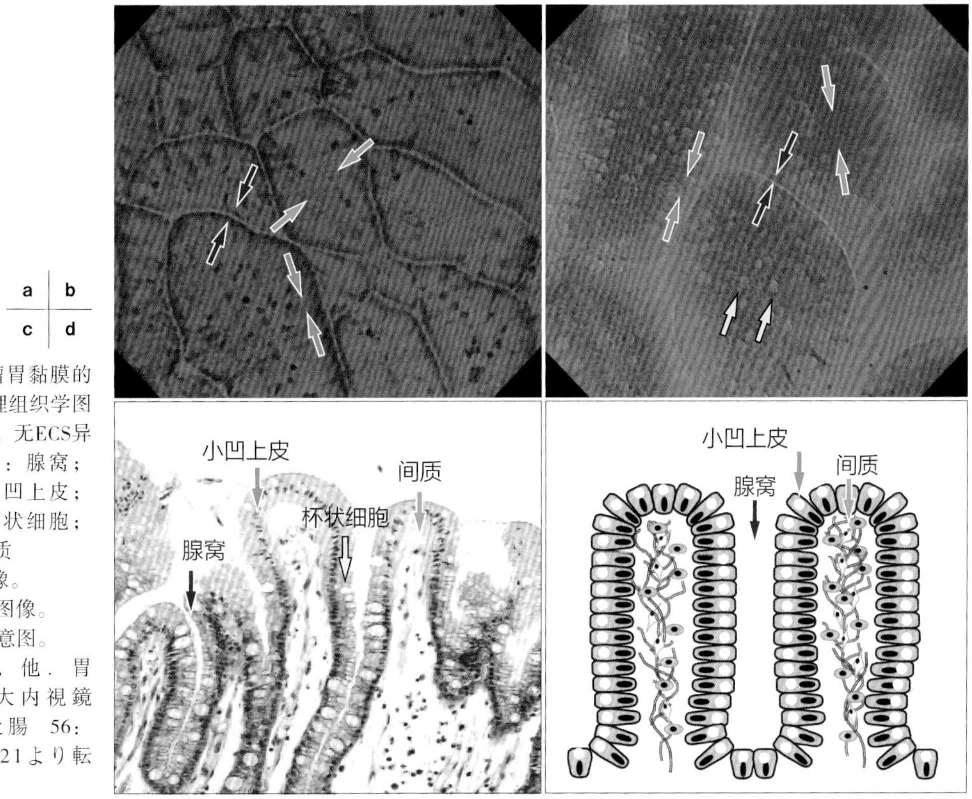

|a|b|
|c|d|

图1 非肿瘤胃黏膜的ECS图像与病理组织学图像之间的比较。无ECS异型。紫色箭头：腺窝；绿色箭头：小凹上皮；黄色箭头：杯状细胞；蓝色箭头：间质
a、b ECS 图像。
c 病理组织学图像。
d 腺管结构示意图。
（野田启人，他．胃诊断—超拡大内視鏡（ECS）．胃と腸 56：622-623，2021より転載）

图中标注：小凹上皮、腺窝、杯状细胞、间质、小凹上皮、腺窝、间质

的图像。根据上皮细胞核的异型（细胞异型）和上皮细胞排列的异型（结构异型）这两方面，可以分为 3 类：① ECS 无异型；② ECS 轻度异型；③ ECS 重度异型。笔者等之前曾报告指出，将 ECS 重度异型作为诊断标准，对胃癌诊断的准确度较高。

图1 显示了非肿瘤胃黏膜的 ECS 图像和病理组织学图像之间的比较。病理组织学图像是从垂直切面对组织进行观察，而 ECS 图像近似于水平切面的组织学图像。如**图1**中紫色箭头所示的由小凹上皮组成的胃小凹，ECS 观察图像为腺管和腺管之间的凹槽（腺窝）。在非肿瘤黏膜中，可以观察到宽而直的腺腔。**图1**中绿色箭头所指的小凹上皮细胞排列规则，蓝色箭头所指考虑为间质。如**图1a** 所示，小凹上皮的基底部位于间质一侧，但在非肿瘤黏膜中，腺窝一侧有时候可见亚甲蓝的浓染情况。在间质部分，有炎症细胞、巨噬细胞、纤维原细胞、

肥大细胞等多种细胞存在，通过亚甲蓝染色，特别是炎症细胞浓染而被识别出来。理论上来说，**图1**中蓝色箭头部分也包含一层扇形排列的小凹上皮细胞，但通过 ECS 观察，很难识别这层小凹上皮，如**图1**中绿色箭头所示，可见小凹上皮细胞核，由此可以识别小凹上皮细胞的排列。在非肿瘤黏膜中，核体积较小，亚甲蓝常呈淡染。此外，我们有时可见染色不佳的圆形区域（**图1b**，黄色箭头），考虑为肠上皮化生部位的杯状细胞。

同样，我们将早期胃癌黏膜的 ECS 图像与病理组织学图像进行比较（**图2**）。在肿瘤部位，腺管结构被破坏，腺腔变得模糊不清。高分化型腺癌如**图2**所示，但随着分化程度变为低分化、未分化型腺癌，腺管结构被破坏并消失。此外，还可以观察到核肿大、大小不一和极性紊乱。

ECS 异型可以分为细胞异型（核肿大、极

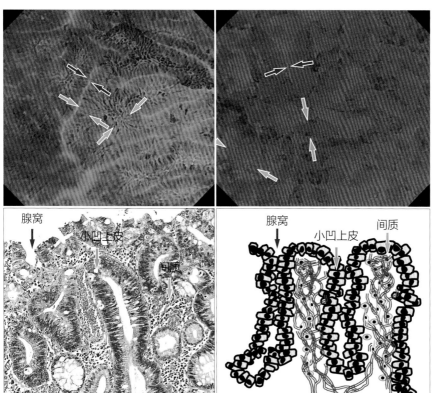

a	b
c	d

图2 早期胃癌黏膜的ECS图像与病理组织学图像之间的比较。ECS重度异型。紫色箭头：腺窝；绿色箭头：小凹上皮；蓝色箭头：间质
a、b ECS图像。
c 病理组织学图像。
d 腺管结构示意图。
（野田启人，他．胃诊断—超扩大内视镜（ECS）．胃と腸 56：622-623，2021より転載）

性紊乱、大小不一）和结构异型（腺管结构的消失、腺腔的消失、狭小、融合），笔者等将其分为3类：① ECS无异型；② ECS轻度异型；③ ECS重度异型（**图3**）。在细胞异型方面，核位于基底一侧且无极性紊乱，或亚甲蓝染色良好但无法辨认的，归为ECS无异型（**图3a**）；核为纺锤形或者是细长的形态，伴有轻度的假复层排列的情况，归为ECS轻度异型（**图3b**）；核不规则且肿大，伴有极性紊乱排列的情况，归为ECS重度异型（**图3c**）。

关于结构异型，ECS无异型定义为细胞排列规则，腺管与腺管之间可见较宽且明显的线状腺窝（**图3d**）；ECS重度异型定义为腺窝消失或融合，病变内部随处可见核的异型（**图3f**）；ECS轻度异型定义为部分腺窝的缩短、变窄（**图3e**）。细胞异型和结构异型其中之一为重度异型，则将病变诊断为ECS重度异型。以ECS重度异型作为早期胃癌的诊断标准时，敏感性和特异性分别为86%和100%，提

示ECS重度异型对胃癌的诊断准确度高。此外，多名医生对图片进行解读，诊断ECS重度异型的一致性也很高，$\kappa = 0.68$。

除菌后非肿瘤胃黏膜的ECS观察

本文中除菌后非肿瘤黏膜是指存在于除菌后胃癌周围背景的非肿瘤黏膜，不包括良性胃溃疡、胃糜烂、胃底腺息肉和增生性息肉。胃黏膜分为胃体部分（胃底腺区域）和胃窦部分（幽门腺区域）。胃底腺黏膜表层有小凹上皮覆盖，深层部分有胃底腺固有腺存在。与之相对，幽门腺黏膜也由表层的小凹上皮和深层部分的幽门腺组成。在表层，胃底腺和幽门腺同样都由小凹上皮组成，在ECS观察（**图4**）中，因为仅观察表层细胞，因此胃底腺和幽门腺类似。

幽门螺杆菌除菌后，胃黏膜中常可见胃的固有腺萎缩和肠上皮化生。ECS观察判断有无肠上皮化生是比较容易的。没有肠上皮化生的胃黏膜，小凹上皮细胞质中MUC5AC阳性的

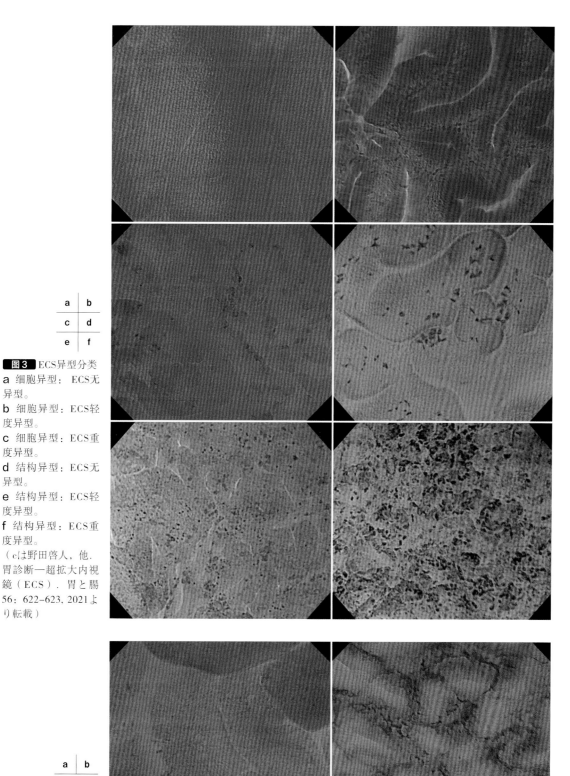

a	b
c	d
e	f

图3 ECS异型分类

a 细胞异型：ECS无异型。

b 细胞异型：ECS轻度异型。

c 细胞异型：ECS重度异型。

d 结构异型：ECS无异型。

e 结构异型：ECS轻度异型。

f 结构异型：ECS重度异型。

（c は野田啓人，他. 胃诊断—超拡大内視鏡（ECS）. 胃と腸 56：622–623, 2021 より転載）

a	b

图4 除菌后非肿瘤胃黏膜的ECS观察

a 肠上皮化生黏膜。

b 胃固有腺黏膜。

黏液常无法被结晶紫和亚甲蓝染色，如**图4b**所示，只有炎症细胞显示浓染，细胞排列的轮廓很难辨识。另外，肠上皮化生黏膜在功能上向吸收上皮分化，所以其染色性提高，更容易观察细胞排列（**图4a**）。此外，染色后杯状细胞也可以显示为圆形的不染区域，因此通过ECS观察可以较为容易地确定肠上皮化生的有无。

除菌后分化型胃癌的ECS观察

Kobayashi等报告指出，除菌后胃癌呈胃炎样表现，伴有明显的白区（white zone），表面微结构图像（microsurface pattern，MSP）缺少多样性和不规则性，其发生率为44%（22/50）。而对于使胃癌诊断变得困难的胃炎样表现，其发生的原因则众说纷纭，比如黏膜表层的低异型度上皮或非肿瘤性上皮、癌的表层分化、核的异型度等。我们对2013年4月至2018年10月在我院接受ESD治疗的442例患者，通过匹配肿瘤直径、组织学类型、肉眼类型等，选取了除菌后早期胃癌40例，现症感染早期胃癌40例，对其进行了研究。结果发现，胃炎样表现在除菌后病例中占32.5%（13/40），现症感染中占7.5%（3/40），除菌后中更常见，这和之前的报告结果相同。而黏膜表层的非肿瘤性上皮，也在除菌后中明显更多见［除菌后82.5%（33/40）vs现症感染50.0%（20/40）］，可以发现与胃炎样表现之间存在关联。另外，表层分化［除菌后67.5%（27/40）vs现症感染70.0%（28/40）］，核的异型度［除菌后52.5%（21/40）vs现症感染50.0%（20/40）］，不论哪项，除菌后和现症感染之间都没有差异。

我们将内镜诊断较为困难的除菌后早期分化型癌分为：①在黏膜表层存在低异型度或非肿瘤性上皮的癌；②伴有表层分化，和腺瘤之间鉴别较为困难的超高分化型腺癌。后文我们会列举相关病例进行讲述。

1. 在黏膜表层存在低异型度或非肿瘤性上皮的病例

［**病例1**］　在常规观察（白光）下，胃角小弯前壁附近见多发地图状发红，黄色箭头所示区域可见与周围色调略有不同的发红色凹陷（**图5a**）。NBI放大观察，病变区域与背景黏膜之间的边界线（demarcation line，DL）清楚，但病变内的表面微结构（MS）密集分布，呈均匀的小圆形～小椭圆形，缺少不规则性，也没有观察到异常的微血管结构图像（micro vascular pattern，MVP）（**图5b、c**）。因此通过NBI放大观察，无法诊断为胃癌。进行ECS观察，大部分区域都诊断为ECS无异型，而如**图5d**所示部分，可以发现变窄、缩短的不规则腺窝，以及亚甲蓝染色后浓染、肿大的细胞核，考虑ECS重度异型，诊断为胃癌。对该部位进行ESD治疗，术后病理组织学诊断为0-Ⅱc型，3 mm，tub1，pT1a（M），pUL0，Ly0，V0。

本病例病理组织学图像中，肿瘤部分核的异型度明显较低，表层存在细胞质透明的上皮，我们认为这是导致NBI放大诊断困难的主要原因（**图5e、f**）。由于ECS的观察深度仅为50 μm，如果表层覆盖有低异型度上皮或非肿瘤性上皮，可能无法观察到ECS异型。但是像本病例这样，我们认为，能观察到ECS异型的原因有以下两点：①在表层有异型上皮暴露的部分；②和白光观察、放大观察不同，ECS是镜头直接接触压迫黏膜，同时进行观察的。虽然观察深度仅有50 μm，但对没有暴露在表层的细胞异型也能进行某种程度的观察。

［**病例2**］　同样地，下面我们展示另外一个由于病理组织学中在黏膜表层存在低异型度或非肿瘤性上皮导致内镜诊断困难的病例。

在常规观察（白光）中，可见在胃窦大弯处有5 mm大白色调较浅的凹陷（**图6a**）。NBI放大观察显示DL阳性，白色不透明物质（white opaque substance，WOS）阳性，MS呈均匀的小乳头状改变，未能观察到MV（**图**

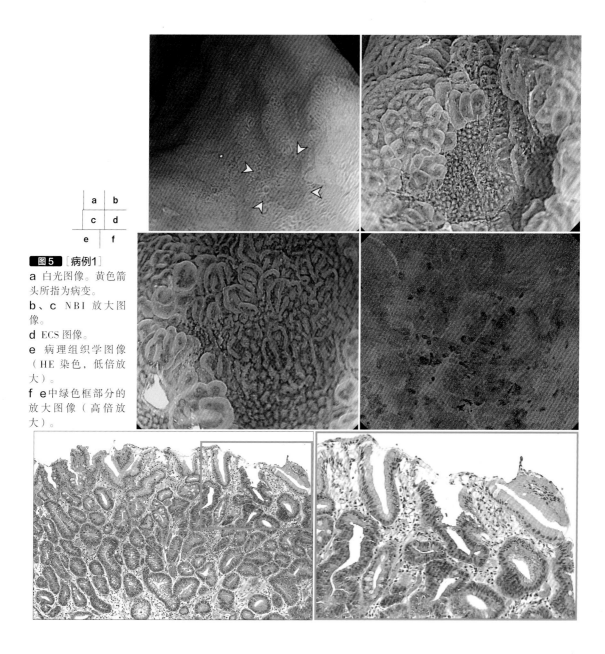

图中文字标注：

a	b
c	d
e	f

图5［病例1］
a 白光图像。黄色箭头所指为病变。
b、c NBI放大图像。
d ECS图像。
e 病理组织学图像（HE染色，低倍放大）。
f e中绿色框部分的放大图像（高倍放大）。

6b、c）。虽然NBI放大观察很难诊断为癌，但ECS染色良好，可以发现小乳头状腺管密集存在，腺腔狭小，结构不规则，部分区域可见亚甲蓝浓染的肿大的细胞核。据此，根据结构异型、细胞异型均为ECS重度异型诊断为早期胃癌（图6d）。对该部位进行了ESD，病理组织学诊断为0-Ⅱc型，9 mm，tub1，pT1a（M），pUL0，Ly0，V0（图6e～h）。

2. 伴有表层分化，和腺瘤之间的鉴别较为困难的超高分化型腺癌病例

［病例3］ 常规观察（白光）可见10 mm大黄色调的凹陷性病变（图7a）。NBI放大观察，MS比较均匀，小而密集，MV不规则，DL清晰，据此诊断为胃癌（图7b、c）。ECS观察可见腺窝狭小但呈直线状，核的形态呈纺锤形～细长形，根据ECS轻度异型诊断为腺瘤（图7d）。以诊断为目的进行ESD治疗后，诊断

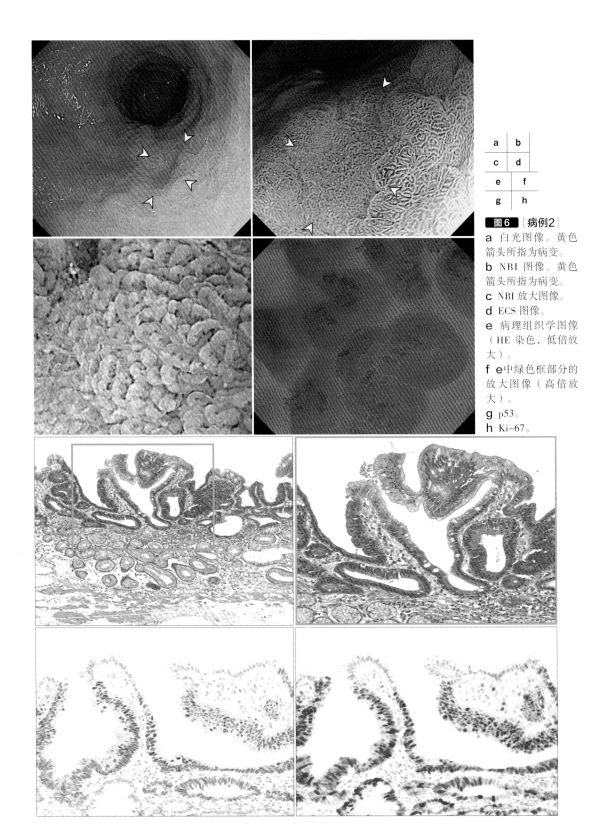

a	b
c	d
e	f
g	h

图6 ［病例2］

a 白光图像。黄色
箭头所指为病变。
b NBI 图像。黄色
箭头所指为病变。
c NBI 放大图像。
d ECS 图像。
e 病理组织学图像
（HE 染色，低倍放
大）。
f e中绿色框部分的
放大图像（高倍放
大）。
g p53。
h Ki-67。

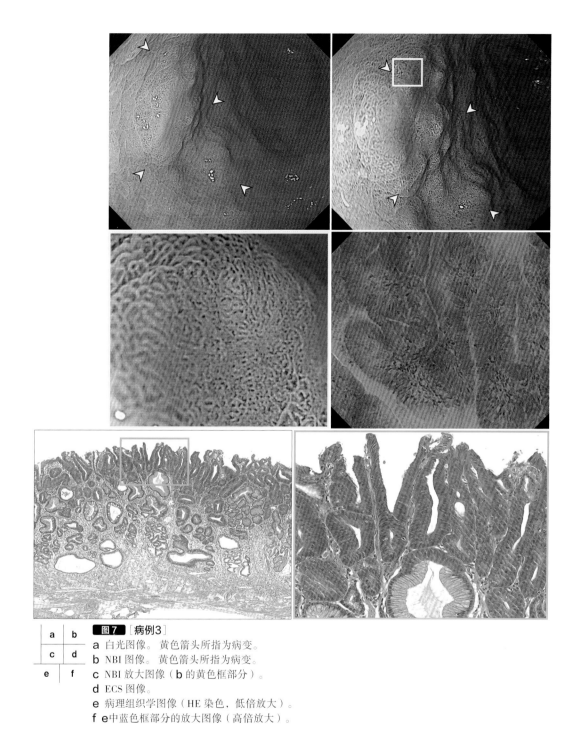

a	b
c	d
e	f

图7 [病例3]
a 白光图像。黄色箭头所指为病变。
b NBI图像。黄色箭头所指为病变。
c NBI放大图像（b的黄色框部分）。
d ECS图像。
e 病理组织学图像（HE染色，低倍放大）。
f e中蓝色框部分的放大图像（高倍放大）。

为癌，0-Ⅱc型，10 mm，tub1，pT1a（M），pUL0，Ly0，V0，（**图7e、f**）。

病理组织学上，背景为伴有肠上皮化生的幽门腺，可见管状腺管密集增殖，细胞核呈类圆形~纺锤形。除了表层分化，我们也发现一些区域需要与肠型腺瘤进行鉴别。我们通过ECS对这些部分进行了观察判断。需要注意的是，与NBI放大诊断相比，ECS可能只对病变极小的部分进行了诊断，而没有看到病变的整体。像本病例这样，低异型度管状腺癌需要与

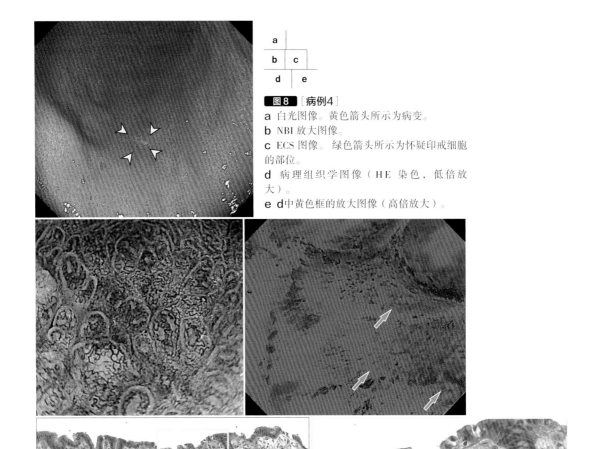

a
b c
d e

图8 ［病例4］

a 白光图像。黄色箭头所示为病变。

b NBI放大图像。

c ECS图像。绿色箭头所示为怀疑印戒细胞的部位。

d 病理组织学图像（HE染色，低倍放大）。

e d中黄色框的放大图像（高倍放大）。

肠型腺瘤进行鉴别，这不仅仅是在除菌后，平时也会经常遇到。而像本病例这样，通过ECS观察细胞核的形态就可以诊断细胞异型。

除菌后未分化型胃癌的ECS观察

据报道，除菌后的未分化型腺癌常常进展迅速。然而，如果只限于早期胃癌，可分析病例数量较少，所以我们至今尚未对其特征达成共识。未分化型腺癌不形成腺管结构，ECS需

要通过观察单个细胞来判断是否为上皮细胞，这往往使诊断变得困难。尤其是印戒细胞癌，由于黏液丰富且不被亚甲蓝染色，因此经常出现无法识别细胞的情况。接下来介绍我们医院的具体病例。

［病例4］ 在常规观察（白光）中，观察到一5mm大小发白的凹陷性病变（**图8a**）。NBI放大观察，MS消失，内部可见螺旋状的异常血管（**图8b**）。ECS观察绿色箭头所示的

部分，可见此处存在与炎症细胞不同的、亚甲蓝不染色、核偏于一侧的细胞，考虑为印戒细胞（**图 8c**）。以诊断为目的进行 ESD 治疗，最终诊断为 Type0-Ⅱc，5 mm，sig，pT1a（M），pUL0，Ly0，V0。

病理组织学可见富含细胞内黏液的印戒细胞增殖至黏膜表层（**图 8d、e**）。在本病例中，ECS 观察获得接近病理组织学图像，但是在很多病例中癌细胞通常难以识别，因此在未分化型腺癌的 ECS 观察中，需要对染色条件和染色液等进行研究。

结语

我们对除菌后胃癌的 ECS 观察进行了阐述。胃 ECS 观察的质量取决于炎症细胞的浸润程度。除菌治疗后，胃黏膜的炎症会随着时间的推移而消退，因此，ECS 适用于对除菌后胃黏膜进行观察。另外，现行的 ECS 观察方法对于观察诊断不伴有肠上皮化生的胃固有腺以及未分化型腺癌大多较为困难，对观察方法加以改进是今后的研究课题。

参考文献

[1]Fukase K, Kato M, Kikuchi S, et al. Effect of eradication of *Helicobacter pylori* on incidence of metachronous gastric carcinoma after endoscopic resection of early gastric cancer: an open-label, randomized controlled trial. Lancet 372: 392–397, 2008.

[2]Ford AC, Yuan Y, Forman D, et al. *Helicobacter pylori* eradication for the prevention of gastric neoplasia. Cochrane Database Syst Rev 7: CD005583, 2020.

[3]Kobayashi M, Hashimoto S, Nishikura K, et al. Magnifying narrow-band imaging of surface maturation in early differentiated-type gastric cancers after *Helicobacter pylori* eradication. J Gastroenterol 48: 1332–1342, 2013.

[4]Kitamura Y, Ito M, Matsuo T, et al. Characteristic epithelium with low-grade atypia appears on the surface of gastric cancer after successful *Helicobacter pylori* eradication therapy. Helicobacter 19: 289–295, 2014.

[5]Saka A, Yagi K, Nimura S. Endoscopic and histological features of gastric cancers after successful *Helicobacter pylori* eradication therapy. Gastric Cancer 19: 524–530, 2016.

[6]Noda H, Kaise M, Wada R, et al. Characteristics of non-neoplastic epithelium that appears within gastric cancer with and without *Helicobacter pylori* eradication: A retrospective study. PLoS One 16: e0248333, 2021.

[7]Kaise M, Ohkura Y, Iizuka T, et al. Endocytoscopy is a promising modality with high diagnostic accuracy for gastric cancer. Endoscopy 47: 19–25, 2015.

[8]野田啓人，貝瀬満，岩切勝彦．胃診断—超拡大内視鏡（ECS）．胃と腸 56: 622–623, 2021.

[9]Kaise M, Kimura R, Nomura K, et al. Accuracy and concordance of endocytoscopic atypia for the diagnosis of gastric cancer. Endoscopy 46: 827–832, 2014.

[10]Take S, Mizuno M, Ishiki K, et al. Risk of gastric cancer in the second decade of follow-up after *Helicobacter pylori* eradication. J Gastroenterol 55: 281–288, 2020.

Summary

Ultra-high Magnification Endoscopic Diagnosis of Gastric Cancer Detected after *Helicobacter pylori* Eradication

Hiroto Noda[1-2], Mitsuru Kaise[1], Ryuji Ohashi[3], Katsuhiko Iwakiri[1]

The incidence of gastric cancer detected after *Helicobacter pylori* eradication, which is difficult to diagnose endoscopically, is increasing. The difficulty in the diagnosis of early differentiated adenocarcinoma after eradication are due to low atypia or nontumor epithelium on the mucosal surface layer and ultra-well-differentiated adenocarcinoma that is difficult to distinguish from adenoma due to surface layer differentiation. ECS (endocytoscopy) allows real-time observation of cells on the gastric mucosal surface and, consequently, the identification of high-grade ECS cell atypia/structural atypia, a diagnostic criterion for ECS gastric cancer. Early differentiated adenocarcinoma after eradication suggests a low risk of ECS cancer diagnosis; however, ECS could be diagnosed in the presence of high-grade ECS atypia. Conversely, ECS diagnosis is difficult in early undifferentiated adenocarcinoma after eradication. Signet-ring cell carcinoma has low stainability, and the differentiation between poorly differentiated adenocarcinoma cells and inflammatory cells remains a diagnostic challenge.

[1]Department of Gastroenterology, Nippon Medical School Hospital, Tokyo.

[2]Department of Gastroenterology, Nippon Medical School Musashikosugi Hospital, Kawasaki, Japan.

[3]Department of Pathology, Nippon Medical School Hospital, Tokyo.

低异型度上皮（ELA）的成因
——基于基因分析的结果

卜部 祐司 [1]

伊藤 公训 [2]

丰岛 元 [3]

玉理 太觉

益田 和彦

小刀 崇弘 [4]

冈 志郎 [3]

田中 信治 [4]

摘要● 笔者等之前报告过，进行幽门螺杆菌除菌后，早期胃癌的表层会出现与正常胃小凹上皮接近的低异型度上皮（ELA）。然而，这种上皮的发病机制尚不清楚。本次，通过癌基因组合（Panel）检查，证明了ELA是由癌发展而来的。这一见解证实了通过 H.pylori 除菌治疗"引起癌症向接近正常的形态分化"这一现象，并证明了ELA是肿瘤的表层分化。本研究的结果表明，胃内环境的变化，可能会导致胃癌的病理组织学和肉眼形态的变化，同时，我们认为可能有助于减少那些表面覆盖了乍一看是正常上皮的癌的漏诊。

关键词 幽门螺杆菌 除菌后胃癌 高分化型管状腺癌 ELA 癌基因组合（Panel）检查

[1] 広島大学病院未来医療センター 〒734–8551 広島市南区霞 1 丁目 2–3
　　E-mail：loeyan13@hiroshima-u.ac.jp
[2] 同 総合内科・総合診療科
[3] 同 消化器・代謝内科
[4] 同 内視鏡診療科

前言

目前，日本每年进行幽门螺杆菌（Helicobacter pylori，H.pylori）除菌治疗的人数约为 150 万，日本的胃癌死亡人数自 2013 年以来一直在逐渐下降。然而，在胃癌好发的 60 岁以上人群中，幽门螺杆菌感染率仍然较高，这也是实际临床除菌的主要目标。因此，在这个年龄段，胃癌病例的背景胃黏膜正在迅速从"幽门螺杆菌现症感染"转变为"幽门螺杆菌除菌后"。

由于胃癌的形态诊断学确立时，大部分的胃癌病例为幽门螺杆菌感染病例，因此日本早期胃癌（以下简称"胃癌"）的形态诊断学，可以说是由幽门螺杆菌感染病例确立而来的。在幽门螺杆菌感染病例中，胃癌病变的周围有幽门螺杆菌感染的胃炎黏膜，可以发现与胃癌组织有形态学的差异。然而，目前已经发现，幽门螺杆菌除菌治疗不仅可以缓解胃癌周围黏膜的炎症，而且会影响胃癌本身的形态。根据笔者等至今为止对胃肿瘤病例进行除菌治疗的结果，发现约 1/3 除菌成功病例中可以发现肿瘤的平坦化、不清晰化（**图 1**）。这种形态变化在腺瘤和分化型腺癌中得以确认，但在中分化型管状腺癌、低分化型腺癌中没有得到确认。而且，我们还明确了，在发现形态变化的肿瘤中，肿瘤组织的最表层部分和肿瘤部分相比，很明显地出现了低异型度的柱状上皮。这

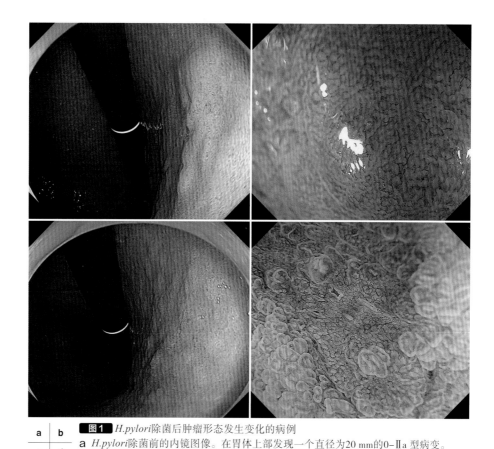

a	b
c	d

图1 *H.pylori*除菌后肿瘤形态发生变化的病例

a *H.pylori*除菌前的内镜图像。在胃体上部发现一个直径为20 mm的0-Ⅱa型病变。

b a的NBI放大图像。

c *H.pylori*除菌后a的病变，观察到肿瘤平坦化。

d c的NBI放大图像。

种上皮在 2014 年的后续报告中被称为"低异型度上皮（epithelium with low grade atypia，ELA）"。ELA 与正常胃小凹上皮黏液表达模式类似（MUC5AC 阳性），几乎没有 p53 蛋白异常表达或 Ki-67 阳性细胞，与正常胃小凹上皮的性状十分相似。

另外，在除菌后的胃肿瘤的表层，夹在肿瘤组织内部的非肿瘤残存腺管向固有层全层伸展，在最表层部分可以发现宛如"开伞"一般向表层部分进行扩张的结构，该上皮称为"非肿瘤性上皮（non-neoplastic epithelium，NE）"。然而，NE 和 ELA 之间的区别尚不明确，也没有证据表明 ELA 是非肿瘤。因此，笔者等采用激光微切割法（laser micro dissection，

LMD）联合癌基因组合（Panel）检查来进行本次研究，旨在阐明 ELA 的组织发生来源，下面我们对此进行解说。

研究的解说

本研究的对象是 2013 年 6 月至 2016 年 9 月在广岛大学医院接受内镜下黏膜剥离术（endoscopic submucosal dissection，ESD）治疗的除菌后发现的早期胃癌中，被 ELA 广泛覆盖的高分化型管状腺癌 10 例患者（**表1**）。如**图2**、**图3** 所示，从切除的胃肿瘤标本中，通过显微镜对正常黏膜、ELA、癌组织分别利用 LMD 进行切割取出，从组织中提取 DNA，利用可以对约 90 个癌相关基因进行检测的 Sure Select NCC

表1 2013年6月至2016年9月，在本院进行ESD的除菌后胃癌中，发现ELA范围较大的10例患者的情况

年龄（岁）	性别	肿瘤大小（mm）	从进行除菌治疗到发现肿瘤的时间（年）	内镜下萎缩的程度*	血清胃泌素（pg/mL）	PPI	吸烟
68	男性	20	1	O-3	97	−	+
68	女性	10	3	O-3	91	−	−
74	女性	5	6	O-2	105	−	−
67	男性	15	2	O-2	202	−	+
61	女性	30	2	O-2	174	−	+
74	男性	50	2	O-2	77	−	+
74	男性	15	4	C-3	729	+	−
75	女性	10	3	O-1	108	−	−
80	女性	5	2	C-3	84	−	−
84	女性	15	13	O-2	88	+	−

*：内镜下的萎缩程度采用木村·竹本分类来进行评价。

PPI：proton pump inhibitor，质子泵抑制剂。

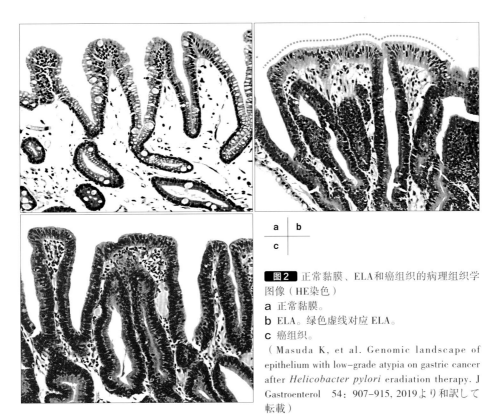

a	b
c	

图2 正常黏膜、ELA和癌组织的病理组织学图像（HE染色）

a 正常黏膜。

b ELA。绿色虚线对应ELA。

c 癌组织。

（Masuda K, et al. Genomic landscape of epithelium with low-grade atypia on gastric cancer after *Helicobacter pylori* eradication therapy. J Gastroenterol 54：907-915, 2019より和訳して転載）

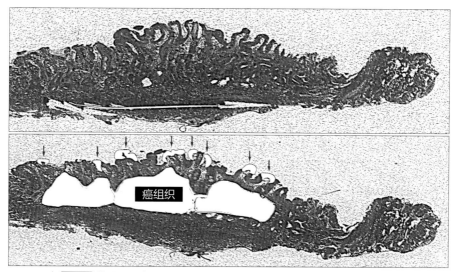

a	**图3** 使用 LMD 提取组织实例
b	a LMD 前 ESD 标本的石蜡切片。

b 通过LMD对组织切割取出的ESD标本的石蜡切片。红色箭头为 ELA。

（ Masuda K, et al. Genomic landscape of epithelium with low-grade atypia on gastric cancer after *Helicobacter pylori* eradiation therapy. J Gastroenterol 54：907-915, 2019より和訳して転載）

表2 Agilent Sure Select NCC oncopanel搭载的90个癌相关基因的详细情况

目标：全外显子区域					目标：相关内含子区域		
突变、增幅（90）					融合（12）	融合基因对（23）	
ABL1	CDKN2A	FLT3	MET	PTCH1	ALK	AGTRAP	SLC34A3
AKT1	CHEK2	HRAS	MTOR	PTEN	AKT3	C2orf44	TACC3
AKT2	CREBBP	IDH1	MYC	RAC1	BRAF	CCDC6	TPM3
AKT3	CTNNB1	IDH2	MYCN	RAC2	EGFR	CD74	TPM4
ALK	CUL3	IGF1R	NF1	RAD51C	ERBB4	CIT	VCL
APC	DDR2	IGF2	NFE2L2	RAF1	FGFR2	EML4	
ARIDIA	EGFR	IL7R	NOTCH1	RB1	FGFR3	EPB41	
ARID2	ENO1	JAK1	NOTCH2	RET	NOTCH1	ESRP1	
ATM	EP300	JAK2	NOTCH3	ROS1	NRG1	EZR	
AXIN1	ERBB2	JAK3	NRAS	SETD2	RAF1	FN1	
BAP1	ERBB3	KEAP1	NRG1	SMAD4	RET	GOPC	
BARD1	ERBB4	KIT	NT5C2	SMARCA4	ROS1	KIAA1549	
BCL2L11	EZH2	KRAS	PALB2	SMO		KIF5B	
BRAF	FBXW7	MAP2K1	PBRM1	STAT3		KLC1	
BRCA1	FGFR1	MAP2K4	PDGFRA	STK11		MAGI3	
BRCA2	FGFR2	MAP3K1	PDGFRB	TP53		SDC4	
CCND1	FGFR3	MAP3K4	PIK3CA	TSC1		SEC16A	
CD4	FGFR4	MDM2	PIK3R1	VHL		SLC34A2	

（アジレント・テクノロジー．Agilent SureSelect NCC oncopanel. https://www.chem-agilent.com/pdf/low_5991-9130JAJP_1904.pdfより一部改変）

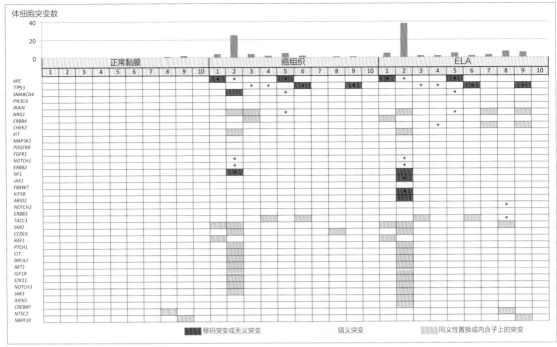

图4 各类组织中的基因组数据比较。左侧10例为正常黏膜，中间10例为癌组织，右侧10例为ELA的基因组数据。数字表示每个病例的编号。上面的条形图显示了每个样本中的体细胞突变数。下面的表格显示了每项研究中哪些基因发生了突变，红色表示移码突变或无义突变，黄色表示错义突变，灰色表示同义性置换或内含子上的突变。在第10号病例中未发现基因突变

（Masuda K, et al. Genomic landscape of epithelium with low-grade atypia on gastric cancer after *Helicobacter pylori* eradiation therapy. J Gastroenterol 54：907–915, 2019より和訳して転載）

oncopanel（安捷伦科技公司制造，**表2**）来进行癌基因组合（Panel）检查。在各病例中，排除来自血细胞的DNA突变后，对癌组织、正常黏膜、ELA组织中的体细胞突变进行鉴定，并进行对比研究。

如**图4**所示，在癌组织中，10例中有8例检测到突变；在ELA中，10例中有9例检测到突变；在正常黏膜中，10例中仅有2例检测到突变。在癌组织中，突变频率最高的基因是 *TP53*，在 *APC*（argon plasma coagulation）、*SMARCA4* 中，发现了多例有错义突变（伴有氨基酸置换的突变）。在ELA中，突变频率最高的是 *TP53*，除此之外，在 *APC*、*PIK3CA*、*IRAIN* 中也发现了多例有错义突变。另外，在正常黏膜中，仅在 *IRAIN* 中观察到错义突变。对每个基因进行比较时发现，在癌组织中发现

突变的基因在ELA中也发现了突变。在各病例中癌组织和ELA的体细胞突变数的比较中，每个病例都显示出同样的趋势。在癌组织突变数超过20的超突变（hypermutated）病例中，其ELA的突变数也接近40。

关于各个病例的克隆进化，我们采用全体细胞突变的系统进化树（phylogenetic tree）来进行研究（**图5**），该树中包括了每个病例在ELA、癌组织、正常黏膜上进行同义性置换（置换对氨基酸不产生影响的突变）以及内含子上发生的突变。10例中有8例发现癌组织和ELA有共同的克隆，在癌组织中发现的所有克隆在ELA中也有发现的为5例。而且，在5个病例中有3例发现了只在ELA中存在的克隆。此外，在ELA中未发现，而在癌组织中发现克隆的3例中，大部分的克隆为癌组织和ELA所共同的，

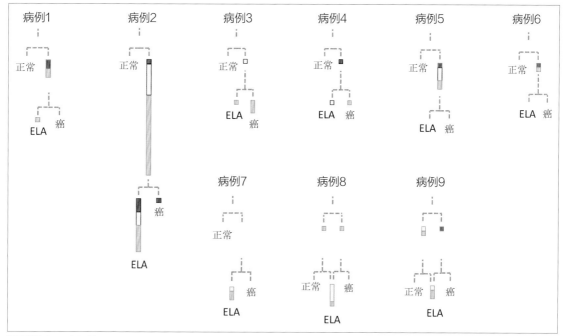

图5 每个病例体细胞突变的系统进化树。 "正常"表示正常黏膜，"癌"表示癌组织，红色表示移码突变或无义突变，黄色表示错义突变，灰色表示同义性置换或内含子上的突变。系统进化树的组成是将正常黏膜和癌组织放在两端，ELA放在中间来显示克隆的变化。病例2中，ELA和癌组织有很多共同的克隆，其下方的分支只显示ELA和癌组织各自单独的克隆。病例1、2、3、4、5、6和9的癌组织中发现的克隆与ELA相同

（Masuda K, et al. Genomic landscape of epithelium with low-grade atypia on gastric cancer after *Helicobacter pylori* eradication therapy. J Gastroenterol 54：907-915, 2019より和訳して転載）

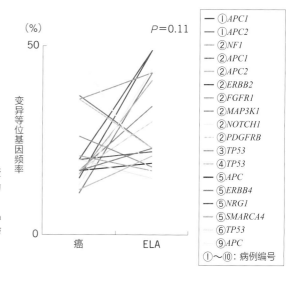

图6 癌组织和ELA的VAF比较
我们比较了在癌组织和 ELA 中都存在的 18 种体细胞突变的 VAF。左侧显示癌组织中的 VAF，右侧显示 ELA 中的 VAF。配对*t*检验显示，癌组织和ELA之间VAF没有差异。

（Masuda K, et al. Genomic landscape of epithelium with low-grade atypia on gastric cancer after *Helicobacter pylori* eradiation therapy. J Gastroenterol 54：907-915, 2019より）和訳して転載）

具有错义突变的克隆仅在癌组织中发现的只有1 例。另外，只有 2 个病例具有 ELA 和正常黏膜共有的克隆，在这些病例中，还发现了与癌组织共有的克隆。由以上结果，提示 ELA 来源于癌组织。

为了证明在 LMD 过程中，癌组织中没有混入 ELA，我们还比较了 ELA 和癌组织的共同突变的变异等位基因频率（variant allele frequency，VAF）（**图 6**）。结果发现在大部分的突变中，癌组织和 ELA 的 VAF 没有差异，因此认为可以排除 ELA 中混入癌组织的影响。

从本研究的结果来看，癌组织中发现的大部分克隆在 ELA 中都可以被发现，此外，ELA 中还发现了新的克隆。我们没有发现只有正常黏膜和 ELA 共同克隆的病例，因此提示 ELA 是从胃癌组织分化而来的组织变化。

讨论

本研究结果证实通过除菌治疗，"高分化型管状腺癌可以向接近正常的组织变化，也就是形态分化"这一现象。在动物实验中，有报告指出，APC 功能恢复后，大肠息肉会消失。在 ELA 中我们也考虑可能存在类似现象。但在本研究中，我们没有观察到从癌组织到 ELA 体细胞突变的恢复。因此，可以说 ELA 是看起来为正常组织样的癌的一部分。ELA 本来是一个只表达形态学的词汇，既然病理状态已经明确，我们认为用"肿瘤的表层分化（surface differentiation）"来表达是恰当的。

但是，在除菌后胃癌的表层部分也存在伴有 NE 的病例，它们与 ELA 同样是缺乏异型的上皮。NE 和 ELA 的区别在于有无分界点的形成，但在本病例研究中也有 ELA 形成分界点的情况。从这一点来说，很难区分 NE 和 ELA，建立区分的方法是未来的一个研究课题。

此外，在本研究中，癌组织分化为 ELA 的机制尚未阐明。但是由于幽门螺杆菌除菌治疗会引起胃内环境变化，从而导致 ELA 的产生，这也提示着存在多种可能性。首先，在胃肿瘤细胞中，如果幽门螺杆菌来源的 CagA 等持续刺激细胞，参与肿瘤的增殖发展，那么除菌治疗后，肿瘤有可能发生再分化。不过，幽门螺杆菌引起的异常细胞内信号，虽然被认为参与了致癌过程，但我们认为其与肿瘤化之后持续的细胞增殖刺激无关。

幽门螺杆菌来源的 CagA 可以诱导肿瘤干细胞标志物如 CD44 和 Lg5 的表达。此外，还

有报告指出，幽门螺杆菌 CagA 持续存在于肿瘤干细胞中，并持续引起细胞信号异常。另外，有报告指出，根除幽门螺杆菌后，血清胃泌素水平降低，而胃泌素参与了幽门螺杆菌除菌后胃肿瘤形态的变化。从这些情况来看，胃泌素可能也参与了 ELA 的发生。另外，胃酸是肿瘤微环境中的一个重要因素，报告认为它与肿瘤的增殖有关，而胃酸的增加和炎症性细胞因子的减少都有可能参与其中。

结语

本研究结果提示，胃内环境的变化可能会导致后天的胃癌病理组织学、肉眼形态学的变化。通过认识这些现象，我们认为可能这会有助于减少那些表面覆盖了乍一看是正常上皮的癌的漏诊。

参考文献
[1] Tsuda M, Asaka M, Kato M, et al. Effect on *Helicobacter pylori* eradication therapy against gastric cancer in Japan. Helicobacter 22: e12415, 2017.
[2] Gotoda T, Saito D, Kondo H, et al. Endoscopic and histological reversibility of gastric adenoma after eradication of *Helicobacter pylori*. J Gastroenterol 34（Suppl 11）: 91–96, 1999.
[3] Ito M, Tanaka S, Takata S, et al. Morphological changes in human gastric tumours after eradication therapy of *Helicobacter pylori* in a short-term follow-up. Aliment Pharmacol Ther 21: 559–566, 2005.
[4] Kitamura Y, Ito M, Matsuo T, et al. Characteristic epithelium with low-grade atypia appears on the surface of gastric cancer after successful *Helicobacter pylori* eradication therapy. Helicobacter 19: 289–295, 2014.
[5] Saka A, Yagi K, Nimura S. Endoscopic and histological features of gastric cancers after successful *Helicobacter pylori* eradication therapy. Gastric Cancer 19: 524–530, 2016.
[6] Masuda K, Urabe Y, Ito M, et al. Genomic landscape of epithelium with low-grade atypia on gastric cancer after *Helicobacter pylori* eradiation therapy. J Gastroenterol 54: 907–915, 2019.
[7] アジレント・テクノロジー. Agilent SureSelect NCC oncopanel. https://www.chem-agilent.com/pdf/low_5991-9130JAJP_1904.pdf（2021年11月11日閲覧）.
[8] Dow LE, O'Rourke KP, Simon J, et al. Apc restoration promotes cellular differentiation and reestablishes crypt homeostasis in colorectal cancer. Cell 161: 1539–1552, 2015.
[9] Noda H, Kaise M, Wada R, et al. Characteristics of non-neoplastic epithelium that appears within gastric cancer with and without *Helicobacter pylori* eradication: a retrospective study. PLoS One 16: e0248333, 2021.
[10] Hatakeyama M. Structure and function of *Helicobacter pylori*

CagA, the first-identified bacterial protein involved in human cancer. Proc Jpn Acad Ser B Phys Biol Sci 93: 196–219, 2017.

[11]Yong X, Tang B, Xiao Y-F, et al. *Helicobacter pylori* upregulates Nanog and Oct4 via Wnt/β-catenin signaling pathway to promote cancer stem cell-like properties in human gastric cancer. Cancer Lett 374: 292–303, 2016.

[12]Garay J, Piazuelo MB, Majumdar S, et al. The homing receptor CD44 is involved in the progression of precancerous gastric lesions in patients infected with *Helicobacter pylori* and in development of mucous metaplasia in mice. Cancer Lett 371: 90–98, 2016.

[13]Tsugawa H, Suzuki H, Saya H, et al. Reactive oxygen species-induced autophagic degradation of *Helicobacter pylori* CagA is specifically suppressed in cancer stem-like cells. Cell Host Microbe 12: 764–777, 2012.

[14]Maeda M, Yamashita S, Shimazu T, et al. Novel epigenetic markers for gastric cancer risk stratification in individuals after *Helicobacter pylori* eradication. Gastric Cancer 21: 745–755, 2018.

[15]Ito M, Tanaka S, Maeda M, et al. Role of the gastrin-gastrin receptor system in the expansive growth of human gastric neoplasms. Digestion 78: 163–170, 2008.

[16]Pellegrini P, Strambi A, Zipoli C, et al. Acidic extracellular pH neutralizes the autophagy-inhibiting activity of chloroquine: implications for cancer therapies. Autophagy 10: 562–571, 2014.

Summary

Using Genetic Analysis to Identify the Causes of Epithelium with Low-grade Atypia

Yuji Urabe[1], Masanori Ito[2],
Hajime Teshima[3], Hirosato Tamari,
Kazuhiko Masuda, Takahiro Kotachi[4],
Shiro Oka[3], Shinji Tanaka[4]

Gastric cancer may develop after successful eradication of *H. pylori* (*Helicobacter pylori*) . We previously reported the appearance of characteristic epithelium with ELA (low-grade atypia) on the surface of gastric cancer tissue after *H. pylori* eradication. However, whether ELA originates from cancer after redifferentiation or from the noncancerous surrounding mucosa is unknown. In this study, we performed cancer-panel sequencing examination and identified that ELA arose as a result of surface differentiation from well differentiated gastric carcinomas. This result suggested the possibility that histological and morphological changes in gastric cancer occur due to changes in the gastric environment. Moreover, this result is helpful to prevent overlooking of gastric cancer after *H. pylori* eradiation therapy.

[1]Division of Regeneration and Medicine Center for Translational and Clinical Research, Hiroshima University Hospital, Hiroshima, Japan.

[2]Department of General Internal Medicine, Hiroshima University Hospital, Hiroshima, Japan.

[3]Department of Gastroenterology and Metabolism, Hiroshima University Hospital, Hiroshima, Japan.

[4]Department of Endoscopy, Hiroshima University Hospital, Hiroshima, Japan.

札记

关于除菌后发现胃癌的检出

——LCI 观察的价值

土肥 统[1]

石田 绍敬

福井 勇人

宫崎 启

安田 刚士

吉田 拓马

土井 俊文

广濑 亮平

井上 健

吉田 直久

石川 刚

高木 智久

小西 英幸

伊藤 义人

摘要 ● LCI是一种窄带成像观察技术，通过突出强调发红和褪色的黏膜，以便更容易识别黏膜细微的颜色差别。在LCI中，作为除菌后发现胃癌的高危表现——地图状发红呈薰衣草紫色，除菌后发现胃癌呈橙色或洋红色，因此，通过这样的颜色对比，比白光更容易进行观察。通过LCI对包括早期胃癌在内的上消化道肿瘤的存在诊断进行多中心前瞻性、随机对照试验研究发现，相比于白光，LCI检出的肿瘤性病变更多。对于除菌后发现胃癌的检出，也是令人期待的。

关键词 胃癌 幽门螺杆菌 除菌后发现胃癌 LCI 地图状发红

[1] 京都府立医科大学大学院医学研究科消化器内科学
〒 602-8566 京都市上京区河原町通広小路上る梶井町 465 番地
E-mail : osamu-d@koto.kpu-m.ac.jp

前言

色彩联动成像（linked color imaging，LCI）是一种使用激光进行窄带成像观察的技术。本文将通过最新的理念和实际病例来阐述和解说 LCI 对检出胃癌的价值。

除菌后发现胃癌的高危表现

首先，为了发现除菌后胃癌，有必要了解背景黏膜的高危表现。有报告指出，高危表现包括：重度肠上皮化生、重度萎缩、根除幽门螺杆菌（*Helicobacter pylori*）后新出现地图状发红。在除菌后病例的内镜检查中，需要根据这些要点来进行仔细观察。

除菌后发现胃癌的特征

除菌后发现胃癌的特征包括类似于地图状发红和斑状发红的浅表凹陷、组织异型度较低的高分化型腺癌以及胃炎样表现（gastritis-like appearance）等，这使得很多病变诊断较为困难。我们认为，这些特征与除菌后背景黏膜的变化、癌表层被正常上皮或与非肿瘤黏膜类似的低异型度上皮（epithelium with low grade atypia）所覆盖的现象相关。

采用LCI观察来检出除菌后发现胃癌

LCI 使用两种窄带激光，对从窄带光和白

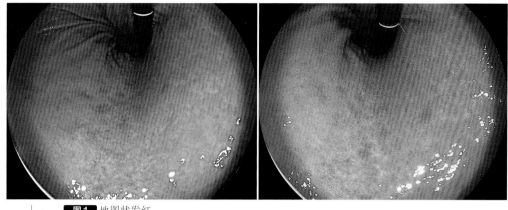

a | b **图1** 地图状发红
a 白光图像。可见淡淡发红的黏膜，但边界不清。
b LCI 图像。如薰衣草样淡紫色所示，病变的显示和范围都比较清晰。

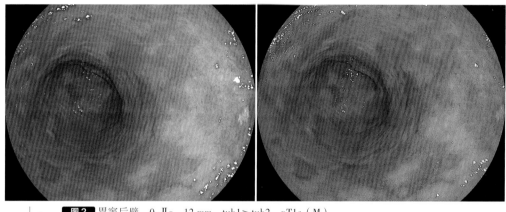

a | b **图2** 胃窦后壁，0–Ⅱc，12 mm，tub1>tub2，pT1a（M）
a 白光图像。周围的地图状发红和病变边界不清。
b LCI 图像。可见地图状发红呈薰衣草样淡紫色，病变部分为橙色区域，病变的范围变得清晰。

光中获得的颜色信息进行重新排列，使黏膜的红色区域变得更为发红，褪色区域变得更白。这种图像增强内镜技术突出了病变颜色的变化，其特征是发红区域以外的颜色与白光几乎相同。

LCI 在除菌后胃中观察的优势在于，即使从远景也能清楚地观察到肠上皮化生和地图状发红。在 LCI 观察（**图1b**）中，肠上皮化生呈薰衣草样淡紫色，更容易识别，检出率明显高于白光观察（**图1a**）。有报告指出，地图状发红在 LCI 观察中也变得更为清晰。

在除菌后胃黏膜中，从胃体部分到胃窦部分，可见呈地图状连续的小而独立的发红凹陷（斑状发红），以及常见的大范围的发红凹陷（地图状发红）。白光观察的内镜图像与癌非常相似，不易区分良恶性（**图2a**）。然而，LCI 观察这些表现呈淡紫色，与之相对，除菌后发现胃癌则表现为橙或洋红色。因此，通过颜色对比，可以比白光更清楚地观察到病变（**图2b**）。此外，一项采用 LCI 对包括早期胃癌在内的上消化道肿瘤存在诊断的多中心前瞻性、随机对照试验（randomized controlled trial，RCT）研究发现，相比于白光观察，LCI 观察可以发现更多的肿瘤性病变（4.8% vs 8.0%，风险比 1.67，P=0.011），这其中就包括许多除菌后发现的胃癌。

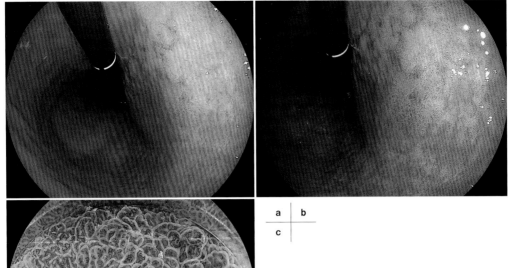

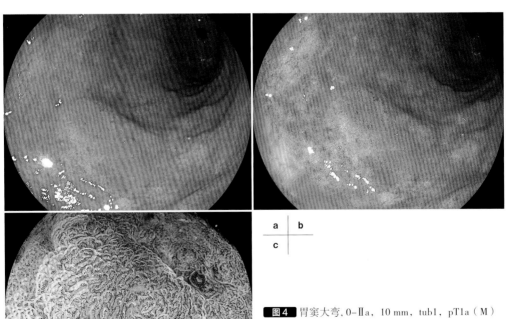

图3 胃体下部小弯，0-Ⅱa，17 mm，tub1≥tub2，pT1a（M）

a 白光图像。在地图状发红内可见一小片伴有发红的褪色黏膜，但病变边界不清。

b LCI 图像。可见地图状发红呈淡紫色，病变区域呈淡橙色，病变范围变得清晰。

c BLI 放大图像。病变部位呈所谓胃炎样表现，但通过不规则的微血管和表面微结构形成的边界，可以诊断为癌。

图4 胃窦大弯，0-Ⅱa，10 mm，tub1，pT1a（M）

a 白光图像。萎缩黏膜和肠上皮化生混合在一起，很难发现病变。

b LCI 图像。肠上皮化生呈淡紫色区域，病变呈淡橙色区域，可以发现病变。

c BLI 放大图像。由于不规则的微血管和表面微结构，边界变得清晰，因此可以诊断为癌。

LCI 观察的诀窍是，首先通过 LCI 判断是否为除菌后的胃，以除菌后发现胃癌发生率较高的萎缩黏膜、地图状发红（特别是在中间带区域）等为中心进行观察，发现存在与背景黏膜颜色不同时，重要的是确定是否存在边界，以及黏膜表面是否存在不平等情况。如果仍然难以区分良恶性，可追加采用蓝激光成像（blue laser imaging，BLI）进行放大观察（**图3**、**图4**）。

结语

本文用实例说明通过 LCI 检出胃癌（包括除菌后发现胃癌）的价值。未来希望通过临床研究来验证其价值。

参考文献

[1]Mori G, Nakajima T, Asada K, et al. Incidence of and risk factors for metachronous gastric cancer after endoscopic resection and successful *Helicobacter pylori* eradication: results of a large-scale, multicenter cohort study in Japan. Gastric Cancer 19: 911–918, 2016.

[2]Shichijo S, Hirata Y, Niikura R, et al. Association between gastric cancer and the Kyoto classification of gastritis. J Gastroenterol Hepatorol 32, 1581–1586, 2017.

[3]Moribata K, Kato J, Iguchi M, et al. Endoscopic features associated with development of metachronous gastric cancer in patients who underwent endoscopic resection followed by *Helicobacter pylori* eradication. Dig Endosc 28: 434–442, 2016.

[4]Kobayashi M, Hashimoto S, Nishikura K, et al. Magnifying narrow-band imaging of surface maturation in early differen-tiated-type gastric cancers after *Helicobacter pylori* eradication. J Gastroenterol 48: 1332–1342, 2013.

[5]Ito M, Tanaka S, Takata S, et al. Morphological changes in human gastric tumors after eradication therapy of *Helicobacter pylori* in a short-term follow-up. Aliment Pharmacol Ther 21: 559–566, 2005.

[6]Kitamura Y, Ito M, Matsuo T, et al. Characteristic epithelium with low-grade atypia appears on the surface of gastric cancer after successful *Helicobacter pylori* eradication therapy. Helicobacter 19: 289–295, 2014.

[7]Ono S, Kato M, Tsuda M, et al. Lavender color in linked color imaging enables noninvasive detection of gastric intestinal metaplasia. Digestion 98: 222–230, 2018.

[8]Majima A, Dohi O, Takayama S, et al. Linked color imaging identifies important risk factors associated with gastric cancer after successful eradication of *Helicobacter pylori*. Gastrointest Endosc 90: 763–769, 2019.

[9]Kitagawa Y, Suzuki T, Nankinzan R, et al. Comparison of endoscopic visibility and miss rate for early gastric cancers after *Helicobacter pylori* eradication with white-light imaging versus linked color imaging. Dig Endosc 32: 769–777, 2020.

[10]Ono S, Kawada K, Dohi O, et al. Linked color imaging focused on neoplasm detection in the upper gastrointestinal tract: a randomized trial. Ann Intern Med 174: 18–24, 2021.

[11]Dohi O, Ishida T, Yoshida N. Linked color imaging followed by magnifying blue laser imaging identifies early gastric cancer in map-like redness after successful *Helicobacter pylori* eradication. Dig Endosc 32: e109–111, 2020.

Summary

Efficacy of Linked Color Imaging for Detecting Gastric Cancer after *Helicobacter pylori* Eradication

Osamu Dohi[1], Tsugitaka Ishida, Hayato Fukui, Hajime Miyazaki, Takeshi Yasuda, Takuma Yoshida, Toshifumi Doi, Ryohei Hirose, Ken Inoue, Naohisa Yoshida, Takeshi Ishikawa, Tomohisa Takagi, Hideyuki Konishi, Yoshito Itoh

LCI (linked color imaging) is a narrow-band optical observation technique that emphasizes reddish and discolored mucosa to facilitate the recognition of slight color differences near the mucosal color. Map-like redness, which is a risk factor for gastric cancer detected after H. pylori (*Helicobacter pylori*) eradication, can be observed more clearly in LCI than in WLI (white light imaging) due to the color contrast provided by LCI. In LCI, map-like redness is recognized as a lavender color area and gastric cancer is recognized as an orange or magenta color area. In a multicenter, prospective, randomized, controlled trial, more number of upper gastrointestinal tumors, including early gastric tumors, were detected through LCI than through WLI. Therefore, LCI is expected to be useful for detecting gastric cancer after H. pylori eradication.

[1]Molecular Gastroenterology and Hepatology, Kyoto Prefectural University of Medicine Graduate School of Science, Kyoto, Japan.

窄带成像呈绿色，放大观察后，部分区域也难做出准确的范围诊断的除菌后发现的胃癌1例

名和田 义高 [1]

市原 真 [2]

平泽 大 [1]

松田 知己 [1]

赤平 纯一 [3]

摘要●有报告指出，除菌后发现胃癌的存在诊断和范围诊断比较困难，但非放大NBI观察中的色调差往往有助于诊断。在分化型癌中，背景的肠上皮化生黏膜通过NBI观察为绿色，病变区域常呈茶色，而在这种情况下，存在诊断、范围诊断就相对容易。本次我们展示一个除菌后发现胃癌的病例，通过非放大NBI观察，病变的内/外均呈绿色，放大观察对诊断癌有用，但在部分区域却难以做出准确的范围诊断。

关键词　早期胃癌　幽门螺杆菌　除菌后发现胃癌　NBI　范围诊断

[1] 一般财团法人厚生会仙台厚生病院消化器内科　〒980-0873 仙台市青葉区広瀬町 4-15　Email：hakata.x@gmail.com
[2] JA 北海道厚生連札幌厚生病院病理診断科
[3] 一般财团法人厚生会仙台厚生病院病理診断・臨床検査科

前言

自 2013 年 2 月针对慢性胃炎的幽门螺杆菌（*Helicobacter pylori*，*H.pylori*）除菌治疗被日本纳入保险以来，已经过去 8 年多了。有报告指出，*H. pylori* 除菌后发现胃癌的定性诊断和范围诊断比较困难。但如今，大多数病例都是除菌后发现胃癌，我们认为难以做出诊断的病例也正在变少。此前笔者等曾报道过，通过 NBI 非放大观察可以发现，大多数除菌后发现胃癌与周围背景相比呈茶色，这种现象有助于诊断。

本次我们报道 1 例除菌后发现胃癌的病例，在 NBI 非放大观察下，其颜色与周围黏膜一样呈绿色，放大观察可以诊断为癌。但在范围诊断中，部分区域却很难做出确切的诊断。

病例

患　　者：70 余岁，女性。

主　　诉：无特殊。

既往史：无特殊。

生活史：偶尔饮酒，不吸烟。

口服药物：无。

现病史：在 X-1 年 2 月，因胃窦部早期胃癌，进行了内镜下黏膜剥离术（endoscopic submucosal dissection，ESD）。病理组织学为黏膜内癌，内镜下 eCura A。由于血清抗幽门螺杆菌抗体呈阳性，因此进行了一次除菌治疗，并确认根除成功。

X 年 6 月随访上消化道内镜检查，发现了胃体中部小弯前壁处有边界不清的小隆起型病变。活检诊断为高分化型管状腺癌（tub1），由于边界不清，介绍到我院。

目前情况：身高 150 cm，体重 50 kg。身

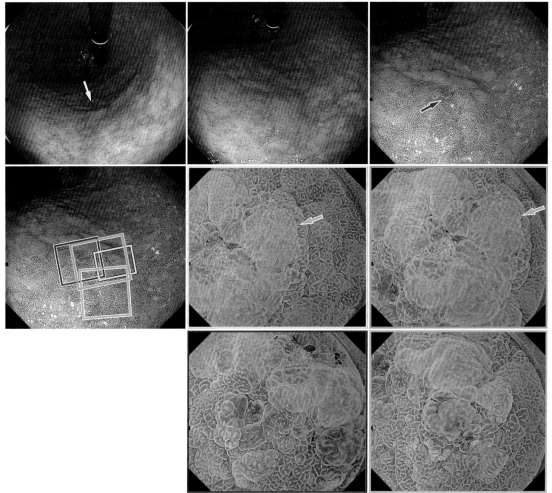

a	b	c
d	e	f
	g	h

图1 内镜图像

a 白光远景图像。黄色箭头所指为病变。

b 白光近景图像。

c NBI 非放大图像。病变与周围区域一样呈绿色，但红色箭头所指区域为茶色。

d e~h 所示放大内镜图像的对应部位。

e d中黄色框部位，病变后壁侧边界的放大图像。蓝色箭头为边界线。

f d中绿色框部位，隆起部分的整体图像。蓝色箭头与 e 中的蓝色箭头为同一部位。

g d中红色框部位，病变前壁侧边界的放大图像。

h d中蓝色框部位，病变肛侧边界的放大图像。

体状况无异常。

　　入院时检查所见：没有需要特别关注的异常值。

　　内镜所见：白光观察可见在胃体中部小弯前壁处有 10 mm 大、隆起较低的发红病变（**图1**）。周围黏膜血管透见明显，为萎缩黏膜，皱襞向病变（**图1a**，黄色箭头）方向集中。即使

靠近观察，病变的边界也不清（**图1b**）。

　　NBI 非放大观察，病变内部和外部均显示为绿色。因此，很难将其识别为病变，边界不清楚（**图1c**）。前壁侧，如图 1c 中红色箭头部分，部分呈棕褐色。**图1d** 显示的是进行高倍放大的各个部位。

　　图1e 是隆起的后壁侧边界部分的放大图

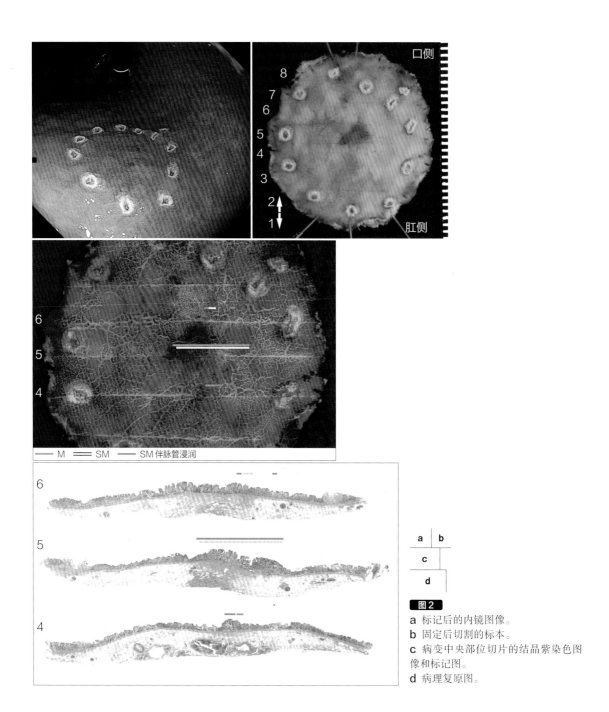

图2
a 标记后的内镜图像。
b 固定后切割的标本。
c 病变中央部位切片的结晶紫染色图像和标记图。
d 病理复原图。

像，蓝色箭头所指考虑为边界线。病变以外有绒毛状结构，不规则的情况不明显，伴有亮蓝嵴（light blue crest，LBC），考虑为肠上皮化生。病变内部有白色不透明物质（white opaque substance，WOS）斑驳存在，不易观察，白区（white zone，WZ）的宽度基本不变，但可以发现绒毛状结构形状不均一，符合 tub1 改变。

图 1f 为隆起部分的整体图像，除了蓝色箭头所示后壁侧的边界（与**图 1e** 中蓝色箭头所示区域为相同部位）外，很难画出清晰的边界。**图 1g** 为前壁侧边界的放大图像，在茶色区域中，表面微结构有融合，考虑为 tub2。**图 1h** 为隆起肛侧边界的放大图像，隆起部分和隆起的中央部分结构相同，考虑一直到表层均存在

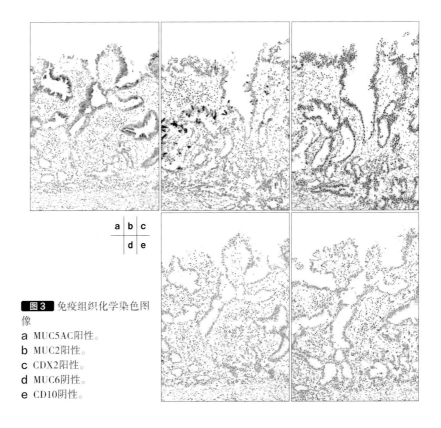

图3 免疫组织化学染色图像
a MUC5AC阳性。
b MUC2阳性。
c CDX2阳性。
d MUC6阴性。
e CD10阴性。

tub1。对于这个伴有皱襞集中的小的扁平隆起性病变，诊断为伴有溃疡瘢痕的黏膜内分化型癌，进行了 ESD 治疗。

大体图像和病理组织学所见：如**图 2a** 所示，标记后进行了 ESD。在口侧后壁进行双标。**图 2b** 是固定后的标本，制成了 8 条切片。**图 2c** 显示了结晶紫色图像和标记，**图 2d** 显示了放大图像上的标记。在 4~6 号切片中存在病变。病理组织学上，病变为高分化~中分化型管状腺癌，多个切片中病变浸润至黏膜下层，浸润深度为 pT1b（SM，900 μm）。未观察到合并消化性溃疡。在多个部位伴有淋巴管侵袭。黏液性质为 MUC5AC，MUC2，CDX2 阳性，MUC6，CD10 阴性，为胃肠混合型（**图 3**）。最终诊断为 M，Less，0-Ⅱa 型，8 mm×8 mm，tub1 > tub2，pT1b2（SM2），pUL0，Ly1，V0，pHM0，pVM0。

接下来展示每张切片病理组织学图像的详细内容和相对应的内镜图像。**图 4a** 展示了病变区域的放大复原图像，对应的放大内镜复原图像如**图 4b** 所示，黏膜内癌存在于 4 号、5 号切片，但只有 5 号切片在最表层存在癌。

图 4c 显示了 5 号切片的病理组织学图像。在中央部分有黏膜下层浸润，在黏膜下层浅层有纤维化。在表层有不规则的绒毛状结构，从黏膜的中层到深部吻合，浸润黏膜下层，相当于 tub1~tub2 的腺癌。

图 4d 显示了 5 号切片的右侧（后壁侧）边界的病理组织学图像。在病变的表层部分，蓝色箭头周围可见边界线的形成，蓝色箭头左侧为肿瘤细胞（橙色实线部分），右侧为非肿瘤性的肠上皮化生黏膜。然而，在橙色虚线部分，表层是非肿瘤性的，但在黏膜中层和深层中观察到肿瘤的进展（浸润）。该病理组织学图像和放大内镜图像对应如**图 4e** 所示。白色虚线为 5 号切片的切割线，橙色实线 / 虚线分别为癌的对应区域。内镜图像中，病变的不规则虽然不太明显，但肿瘤部分没有被所谓的表

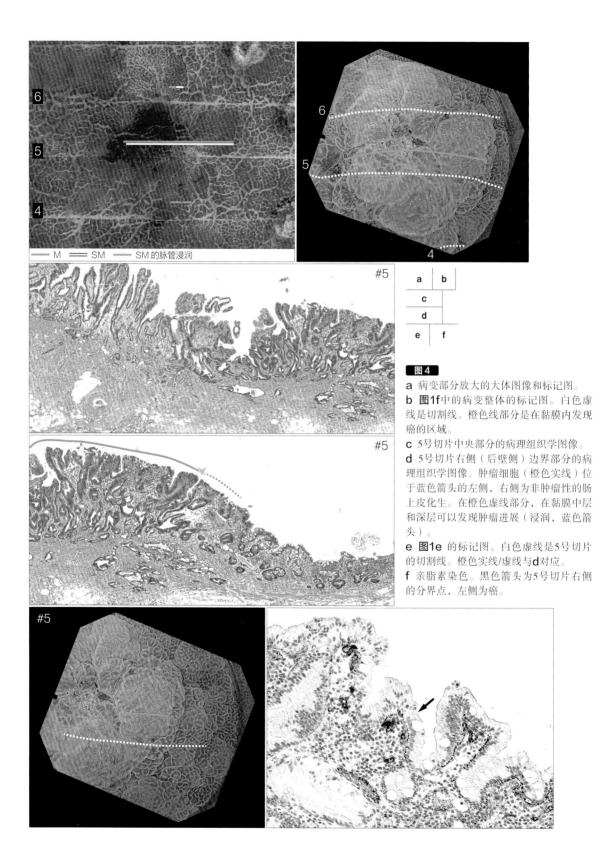

M ━━ SM ━━ SM 的脉管浸润

#5

#5

#5

a	b
c	
d	
e	f

图4

a 病变部分放大的大体图像和标记图。

b **图1f**中的病变整体的标记图。白色虚线是切割线。橙色线部分是在黏膜内发现癌的区域。

c 5号切片中央部分的病理组织学图像。

d 5号切片右侧（后壁侧）边界部分的病理组织学图像。肿瘤细胞（橙色实线）位于蓝色箭头的左侧，右侧为非肿瘤性的肠上皮化生。在橙色虚线部分，在黏膜中层和深层可以发现肿瘤进展（浸润，蓝色箭头）。

e **图1e** 的标记图。白色虚线是5号切片的切割线。橙色实线/虚线与**d**对应。

f 亲脂素染色。黑色箭头为5号切片右侧的分界点，左侧为癌。

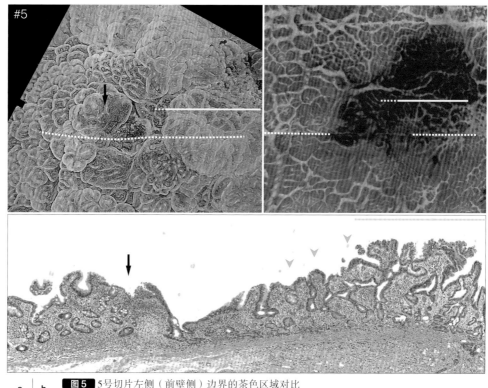

a	b
	c

图5 5号切片左侧（前壁侧）边界的茶色区域对比

a 内镜图像的标记图。白色虚线为5号切片的切割线，黄色实线为癌的区域，黄色虚线为在病理组织学上无法确定边界的区域。黑色箭头对应于c的病理组织学图像中的箭头。

b 大体图像和标记图。

c 5号切片左侧边界茶色区域的病理组织学图像。蓝色箭头被认为是病变边界候选位置。

a、b 中白色虚线是切割线。内镜图像/组织学图像内的黑色箭头左侧明显是非肿瘤的肠上皮化生。

层非肿瘤性上皮覆盖，表层分化很轻微。此外，病变内 WOS 很明显，但亲脂素（adipophilin）阳性的程度（**图4f**）在病变内外（黑色箭头为5 号切片右侧的分界点，左侧为癌）没有差异。

图5 显示了 5 号切片左侧（前壁侧）的边界，NBI 观察呈茶色区域的组织和内镜图像之间的对比。病理组织学图像中，黑色箭头的左侧明显为非肿瘤性的肠上皮化生黏膜，黑色箭头的右侧可见小的肠上皮化生样的黏膜，开始出现结构异型。**图5c** 中蓝色箭头（3 处位置）中任意一处都可能是病变的边界（表层的细胞异型极弱，很难清楚地确定肿瘤在哪里）。然而，在黑色箭头和蓝色箭头之间的区域，腺体密度较低，考虑可能是活检瘢痕。蓝色箭头的右侧，

肿瘤细胞在黏膜的表层增生，呈绒毛状、垄状、簇状结构（tufting pattern），在黏膜中层和深层，呈"牵手状"吻合增殖图像。大体图像和放大内镜图像中的白色虚线是 5 号切片的切割线，黄色实线是癌的区域，黄色虚线是病理组织学上范围诊断困难的部分。内镜图像和病理组织学图像中的黑色箭头部分相互对应。

图6a 显示了 6 号切片的病理组织学图像。黏膜内未发现癌腺管。在黄线下方的黏膜下层有癌腺管，在蓝色箭头部分有淋巴管侵袭。同一部位的放大内镜图像如**图6b** 所示，白色虚线对应 6 号切片的切割线，黑色箭头/黄线与**图6a** 病理组织学图像对应，绿色线为淋巴管侵袭的大致位置。

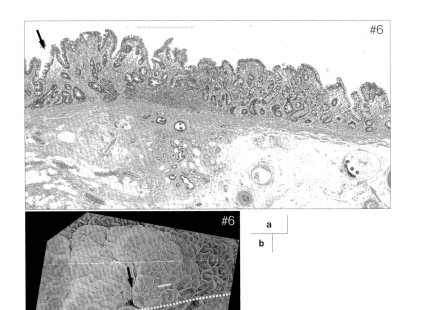

图6 与6号切片病理组织学图像的对比
a 6号切片的病理组织学图像。黏膜内为肠上皮化生。黄线正下方为黏膜下层浸润。蓝色箭头表示淋巴管侵袭。黑色箭头对应于 **b** 的内镜图像中的箭头。
b 内镜图像标记图。白色虚线是6号切片的切割线。绿线为淋巴管侵袭，黄线为黏膜下层浸润的部位。

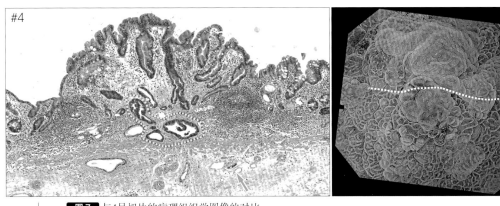

图7 与4号切片的病理组织学图像的对比
a 4号切片的病理组织学图像。最表层是非肿瘤，黏膜深部黄色虚线包围的区域为癌。蓝色箭头表示淋巴管侵袭。
b **图1h**的标记图。白色虚线是4号切片的切割线。橙色线是只在深层黏膜中发现癌的区域。

图7a 显示了4号切片的病理组织学图像。虽然可以观察到隆起的区域，但只有被黏膜深部黄色虚线所包围的部分能诊断为癌的腺管。同部位的内镜图像如**图7b**所示，白色虚线为4号切片的切割线，橙色线为在黏膜深部确诊为tub1腺管的区域。很难发现从这里一直到5号

切片表层为癌的部位在放大内镜之间的差别。

讨论

本病例定性诊断、范围诊断困难的原因之一是白光观察病变部分为发红色调，但 NBI 观察时色调差异较小，病变内外都呈相同程度的

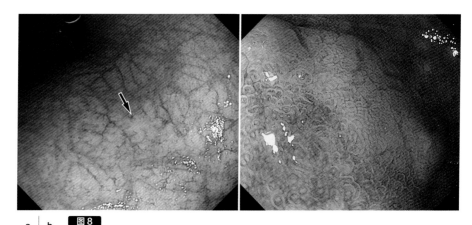

a 除菌一年前胃体小弯白光远景图像。在黑色箭头部分可见边界不清的褪色区域。
b NBI 低倍放大图像。

绿色。笔者等之前报道 54 例除菌后发现胃癌中有 48 例（88.9%）的病变部分 NBI 观察，与周围黏膜相比呈茶色，低倍放大观察就可以做出准确的范围诊断。但 NBI 观察到底什么颜色，还有一些不清楚的地方。Yagi 等研究了 42 例除菌后发现胃癌以及周围黏膜在 NBI 中的色调与黏液性状的关系。报告指出，无论是癌还是非癌，呈现出绿色的区域通常都为 MUC2 阳性。本例中，虽然在周围黏膜中残存少量胃底腺，但大部分为完全型肠上皮化生黏膜，也存在许多杯状细胞，癌部分也为 MUC2 阳性的胃肠混合型，这与之前报告的结果一致。

在本例中，NBI 非放大观察颜色，没有高度怀疑为癌。但提高放大倍数后，与周围的肠上皮化生相比，可以发现伴有 WOS，形状略有不均一的绒毛状结构，可诊断为分化型腺癌。低倍率观察无法捕捉到这种微小差异，提高倍率进行观察是有用的。在进行筛查检查时，如果通过白光观察发现不能排除癌的区域，而且 NBI 非放大观察，发现其色调与周围黏膜相似，就需要通过提高放大倍率来进行慎重判断。然而，4 号切片的内镜图像（图 7b）看起来存在伴有 WOS 的不规则的表面微结构，但最表层没有癌暴露，即使通过放大内镜来观察，也不能进行确切的范围诊断。此外，5 号切片中前壁侧边界的茶色区域，在病理组织学上也无法画出清晰的边界。

关于病理组织学所见，相关报告指出，除菌后发现胃癌诊断困难的主要原因有：表层分化、低异型度上皮、非肿瘤性上皮的覆盖，但这些原因在本病例中均未发现。还有报告指出，除菌后的时间越久，表层越容易被非肿瘤性上皮覆盖，而本病例是在除菌后 1 年被发现并治疗的，可能与此有关。但是，在部分区域可以发现在非肿瘤黏膜的中层到深层，有少量的 tub1~tub2 腺管横行发展（图 4d）。

回顾一年前的内镜图像，白光观察胃体小弯血管透见明显，可见一处边界不清的淡淡褪色的区域（图 8a，黑色箭头）。NBI 靠近观察发现，周围黏膜相当于八木等提出的 A-B 分类的 B-3（活动性胃炎），NBI 色调稍呈棕褐色，局部可见有边界的、伴有 WOS 的绒毛状结构（图 8b）。对比除菌前后，除菌前周围黏膜与癌部位的结构／色调差异似乎更大。虽然从背景黏膜为活动性胃炎很难进行分析，但考虑病变表现为区域性隆起较低、褪色调的垄状结构，不能排除多发白色扁平隆起型病变（multiple white and flat elevated lesions）的可能。回顾分析，也许可以指出结构上的不规则。不幸的是，患者在短时间内就从 1 年前的平坦型病变发展为伴有淋巴管侵袭的 SM2 癌，这个病例让我们深刻感受到诊断的重要性。

结语

我们诊治了 1 例除菌后发现的胃癌，非放大 NBI 观察病变内外均呈绿色，难以进行确定的范围诊断。在白光观察下不能排除癌的区域，NBI 观察与周围黏膜颜色相同，这时需要通过增加放大倍率进行仔细判断。

参考文献

[1]Kobayashi M, Hashimoto S, Nishikura K, et al. Magnifying narrow-band imaging of surface maturation in early differen-tiated-type gastric cancers after *Helicobacter pylori* eradication. J Gastroenterol 48：1332-1342, 2013.

[2]Kitamura Y, Ito M, Matsuo T, et al. Characteristic epithelium with low-grade atypia appears on the surface of gastric cancer after successful *Helicobacter pylori* eradication therapy. Helicobacter 19：289-295, 2014.

[3]Saka A, Yagi K, Nimura S. Endoscopic and histological features of gastric cancers after successful *Helicobacter pylori* eradication therapy. Gastric Cancer 19：524-530, 2016.

[4]名和田義高，荒川典之，遠藤希之，他．除菌後発見早期胃癌における拡大観察の有用性と限界．胃と腸 54：221-232, 2019.

[5]Yagi K, Nagayama I, Hoshi T, et al. Green epithelium revealed by narrow-band imaging（NBI）：a feature for practical assessment of extent of gastric cancer after *H. pylori* eradication. Endosc Int Open 6：E1289-1295, 2018.

[6]八木一芳，渡辺順，中村厚夫，他．胃*Helicobacter pylori*感染胃粘膜の拡大内視鏡観察—正常粘膜の観察所見も含めて：A-B分類．胃と腸 42：697-704, 2007.

[7]Adachi K, Mishiro T, Okada M, et al. Prevalence of multiple white and flat elevated lesions in individuals undergoing a medical checkup. Intern Med 57：1213-1218, 2018.

Summary

Gastric Adenocarcinoma Detected after *Helicobacter pylori* Eradication, which Showed Greenish Color on Narrow Band Imaging, Report of a Case

Yoshitaka Nawata[1], Shin Ichihara[2], Dai Hirasawa[1], Tomoki Matsuda, Junichi Akahira[3]

It has been reported that the presence and extent of gastric cancer occurring after *Helicobacter pylori* eradication is difficult to diagnose, but the color difference in nonmagnified NBI（narrow band imaging）is often useful for diagnosis. In the case of differentiated tubular adenocarcinoma, the lesion often appears brownish against the background of the intestinal metaplasia mucosa, which is depicted as greenish in NBI, and the diagnosis of the presence and extent of the lesion is relatively easy. We present a case of gastric cancer detected after eradication in which the inner and outer sides of the lesion were both greenish on nonmagnified NBI. Although magnified observation was useful in diagnosing the cancer, strict boundary diagnosis was difficult in some areas.

[1]Department of Gastroenterology, Sendai Kousei Hospital, Sendai, Japan.

[2]Department of Pathology, Sapporo-Kosei General Hospital, Sapporo, Japan.

[3]Department of Pathology and Laboratory, Sendai Kousei Hospital, Sendai, Japan.

除菌后形态发生变化的早期胃癌 3 例

小泽 俊文 [1]

林田 兴太郎

三浦 恭资

白井 宏和

摘要● [病例1] 为胃角前壁8 mm大小的0–Ⅱa型病变，未进行活检，除菌治疗3周后，内镜下形态发生变化，病变中央部分新出现凹陷。[病例2] 为胃角大弯8 mm大的0–Ⅱa型病变，未进行活检，除菌治疗18天后，在内镜下发现变为平坦的病变。[病例3] 为胃体上部后壁18 mm大的褪色调0–Ⅱa型病变，未进行活检，除菌治疗6周后，在内镜下发现变为发红色调的0–Ⅱc型病变。所有病例都进行了ESD，均为浸润深度pT1a（M）的分化型腺癌（tub1）。我们应了解，隆起型胃肿瘤在除菌治疗后较短的时间内会产生形态变化。

关键词   早期胃癌   形态变化   除菌   ESD/EMR   双层结构

[1] 总合犬山中央病院消化器内科   〒484-8511 犬山市大字五郎丸字二夕子塚6
E–mail：toshifumi0193ozawa1@mac.com

前言

在过去的 20 年里，日本人胃癌的情况发生了很大变化。也就是说，经典的发红色调0–Ⅱc型，或褪色调0–Ⅱa型早期胃癌越来越少见了。现在的情况是那些乍一看边界不清晰、范围诊断较为困难的病变，以及类似于胃型黏液性质良性息肉的病变越来越多了。出现这种情况的原因是未感染幽门螺杆菌的胃黏膜越来越多、饮食习惯越来越西方化，以及在感染幽门螺杆菌的人群中普遍进行除菌治疗。除菌治疗被日本纳入保险已经很长时间了，除菌成功后发现早期胃癌的内镜及病理学的特征也已经为各位前辈们所熟知。但是，在除菌治疗前后，内镜下观察到胃肿瘤性病变形态发生变化的相关病例报告不是很多。

本次，我们报告 3 例经治的未进行活检，并且在除菌后出现明显形态变化的早期胃癌，并结合若干的文献来进行讨论。

病例

[病例 1]

患 者：60 余岁，女性。

现病史：20XX 年 X 月 23 日，在本院进行定期上消化道内镜检查首次发现病变。

检查结果：尿素呼气试验（urea breath test，UBT）9.7‰，抗幽门螺杆菌–IgG抗体49.9 U/mL。

内镜所见：使用常规内镜（GF–H260，奥林巴斯公司制造）进行观察。背景胃黏膜为木村·竹本分类的 O–1。在胃角小弯前壁附近发现直径约 8 mm 的褪色调 0–Ⅱa 型病变（**图1a、b**）。由于是非放大观察，病变细节不详，但根据病变大小、表面构造和颜色，怀疑为腺

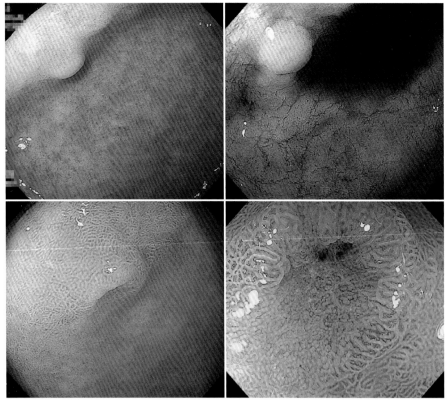

a	b
c	d

图1 [病例1]内镜图像
a 除菌前的白光图像。
b 除菌前靛胭脂色素喷洒图像。
c 除菌后的白光图像。
d 除菌后的 NBI 放大图像。

瘤（肠型黏液性质）。需注意的是，没有进行活检。

由于幽门螺杆菌检查呈阳性，因此立即进行了除菌治疗。同年 X + 1 月 26 日（除菌治疗 3 周后），在进行内镜下黏膜剥离术（endoscopic submucosal dissection，ESD）前，进行了 NBI 放大观察（GF-H260Z，奥林巴斯公司制造）。在前述部位观察到同样褪色色调的隆起，在中央部分出现了在除菌前没有观察到的发红色调的凹陷（**图 1c**）。除部分凹陷外，病变与周围边界清晰，可见不规则的微血管结构（**图 1d**），表面微结构不清楚。在隆起的边缘处，可见伴有亮蓝嵴（light blue crest，LBC）的规整的黏膜结构。

基于上述情况，我们诊断为在肠上皮化生黏膜内发生的分化型黏膜内癌，接着进行了 ESD 治疗。

病理组织学所见：我们从病变中央切开，采用"对开折合门"的方式制备标本。病变位于隆起的顶部，整体呈 0-Ⅱa+Ⅱc 型（**图 2**）。镜下可见细胞核不规则、多层化和肥大，诊断为高分化型管状腺癌。癌并非全层性，在其深层可见非肿瘤性的扩张的腺管群和幽门腺，也就是呈现所谓的双层结构。

综合以上，最终诊断为 0-Ⅱa+Ⅱc 型，5 mm×5 mm，高分化型腺癌（tub1），pT1a（M），Ly0，V0，pHM0，pVM0，eCura A。8 周后进行 UBT 检查，确认除菌成功。

[病例 2]
患　者：70 余岁，男性。

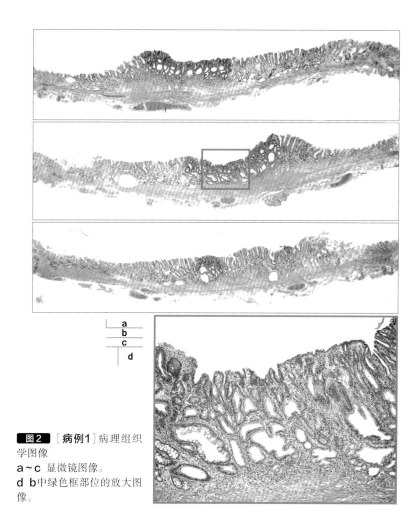

图2 ［病例1］病理组织学图像
a~c 显微镜图像。
d b中绿色框部位的放大图像。

现病史：20XX 年 Y 月 16 日，在本院进行常规上消化道内镜检查首次发现病变。

检查结果：UBT 23.4‰，抗幽门螺杆菌 –IgG 抗体 19.9 U/mL。

内镜所见：使用 NBI 放大内镜（GF–H260Z）进行观察。背景胃黏膜为木村·竹本分类的 O-2。在胃角大弯侧发现直径约 8 mm 的褪色色调 0–Ⅱa 型病变（**图 3a，b**）。在放大观察中，虽然观察到多重化的血管，但整体的血管排列和黏膜结构良好，部分区域还夹杂存在 LBC，根据上述情况，怀疑是腺瘤（肠型黏液性质）。未进行活检。

由于幽门螺杆菌呈阳性，因此立即进行了除菌治疗。同年 Y＋1 月 11 日（除菌治疗后 18 天），在进行 ESD 前，再次进行了放大观察。

上述部位未见褪色色调的隆起，病变变成发红色调、周围略微隆起的平坦型病变（**图 3c**）。病变与周围界线清晰，中近景观察，在凹陷面可见网格状的不规则微血管结构图像。浸水进行近距离观察，发现不规则的网状（mesh pattern）表面微结构，部分区域可见白色不透明物质（white opaque substance，WOS）。喷洒醋酸后，不规则的表面微结构变得明显（**图 3d**）。

综上所述，我们诊断为发生在萎缩黏膜内的分化型黏膜癌，接着进行了 ESD 治疗。

病理组织学所见：在病变大致中央的位置切开，采用"对开折合门"的方式制备标本。相对于周围的萎缩黏膜，病变隆起，整体呈 0–Ⅱa 型（**图 4**）。腺管密度较高，可见细胞核不规则，呈多重化、肥大化，诊断为高分化

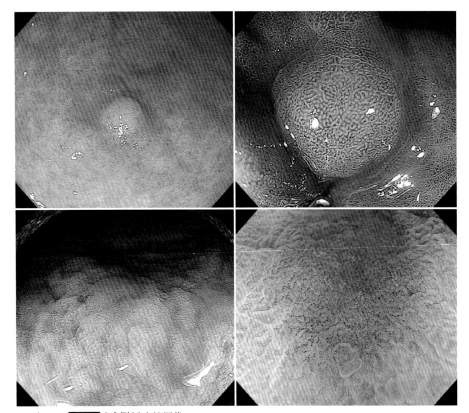

a	b
c	d

图3 ［病例2］内镜图像
a 除菌前的白光图像。
b 除菌前的 NBI 放大图像。
c 除菌后的靛胭脂染色图像。
d 除菌后喷洒醋酸的NBI放大图像。

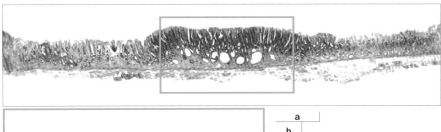

a
b

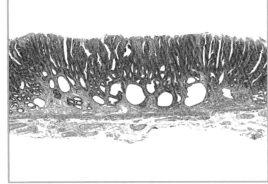

图4 ［病例2］病理组织学图像
a 显微镜图像。
b a中绿色框部分的放大图像。

型管状腺癌。和[**病例1**]一样，癌并非全层性，在其深层部分可见非肿瘤性的扩张的腺管群和幽门腺，也就是所谓的双层结构。

综合以上，最终诊断为0-Ⅱa型，8 mm×8 mm，高分化型腺癌（tub1），pT1a（M），Ly0，V0，pHM0，pVM0，eCura A。8周后进行 UBT 检查，确认除菌成功。

[**病例3**]

患　者：60余岁，男性。

现病史：20XX 年 Z 月 12 日，在我院进行常规胃镜检查，首次发现病变。

检查结果：UBT 11.7‰，抗幽门螺杆菌 -IgG 抗体 15.6 U/mL。

内镜所见：使用常规内镜（GIF-HQ290，奥林巴斯公司）进行观察，背景胃黏膜为木村·竹本分类的 O-2。在胃体上部后壁处发现一个直径约 18 mm 褐色色调的 0-Ⅱa 型病变（**图5a、b**）。病变为大小不等颗粒集簇，模拟周围的萎缩黏膜。通过近场聚焦模式用 NBI 进行观察，发现病变伴有 WOS，微血管结构图像不清楚、表面微结构不规则，光学观察怀疑是分化型腺癌（肠型黏液性质）（**图5c**）。没有进行活检，完成检查。

由于幽门螺杆菌呈阳性，因此立即进行了除菌治疗。同年 Z+2 月 19 日（除菌治疗 6 周后），在 ESD 之前进行了 NBI 放大观察（GF-H260Z）。病变形态发生变化，呈发红的凹陷型病变，与周围边界清楚（**图5d、e**）。病变中央可见不规则的颗粒状结构，同一部位可见祥状血管。在颗粒之间观察到不规则的网状血管（**图5f**）。另外，在病变口侧凹陷的边缘（病变边界附近的凹陷面）观察到由较为规则的、大小相对均一的白区组成的点状结构和 LBC（**图5g**）。

综合以上情况，我们诊断为在肠上皮化生黏膜内发生的分化型黏膜内癌，进行标记，病变的区域包含在切除范围内，接着进行了 ESD 治疗。

病理组织学所见：切除标本呈 0-Ⅱc 型，与周围分界明显（**图6a**）。细胞核不规则、多层化和肥大化，诊断为高分化型管状腺癌（**图6b～d**）。癌并非是全层性的，在其深层可见非肿瘤性扩张的腺管群和肠上皮化生黏膜。肿瘤表面可见非肿瘤性上皮（**图6e**）。针对癌腺管的黏液免疫染色结果为 MUC2（+），CD10（+），MUC5AC（-），MUC6（+），表面的非肿瘤性上皮为 MUC5AC（+）。

综合以上，最终诊断 0-Ⅱc 型，15 mm×11 mm，高分化型腺癌（tub1），pT1a（M），Ly0，V0，pHM0，pVM0，胃肠混合型黏液表型，eCura A。11 周后进行 UBT 检查，确认除菌成功。

讨论

胃肿瘤性病变在较短时间内发生形态变化的原因有：①肿瘤增大、脱落；②活检等物理刺激；③非甾体类抗炎药物（nonsteroidal anti-inflammatory drugs，NSAIDs）等药物引起糜烂累及病变；④幽门螺杆菌除菌等。

当活检判断为 Group 3（腺瘤），或在内镜下光学诊断为腺瘤时，其临床治疗措施，各家医院之间存在差异。我们医院现在仍积极地进行切除，但有的医院对 Group 3 可能也会采取随访观察的方式。但是，如果是肿瘤直径较大，或者发现存在发红的区域，或存在结节，最好还是进行切除，并且有报告指出实际切除后，有 35% 的病例被诊断为癌。我们自己经治的这些病例在切除前都没有进行活检，所以初次观察时无法确定是腺瘤。但是这些病变在除菌后短时间内切除后诊断为癌，病变的大小也没有发生变化，所以我们认为，病变一开始就是癌。还有需要补充的一点是，当时如果是幽门螺杆菌现症感染，我们是立即进行除菌治疗，然后进行 ESD / EMR 治疗的。但现在我们一般是先切除病变，然后进行除菌治疗。

本次介绍的 3 个病例均未进行活检，肿瘤大小无变化，而且没有使用除了抗菌药以外的药物，因此，可以否定原因①～③，我们认为是由于④引起的纯粹的变化。而且，在除菌后

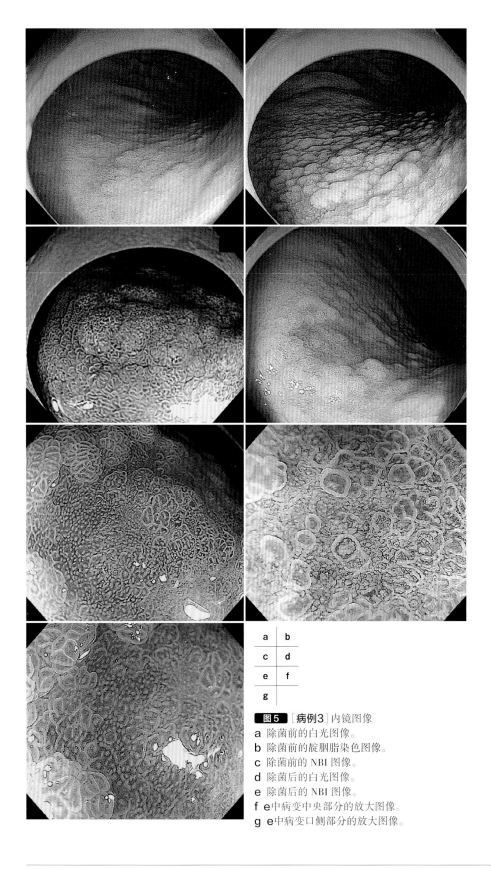

图5 [病例3]内镜图像
a 除菌前的白光图像。
b 除菌前的靛胭脂染色图像。
c 除菌前的NBI图像。
d 除菌后的白光图像。
e 除菌后的NBI图像。
f e中病变中央部分的放大图像。
g e中病变口侧部分的放大图像。

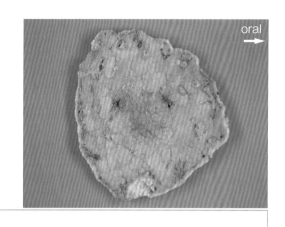

oral →

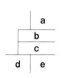

a
b
c
d e

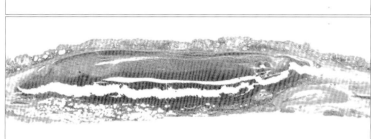

图6 [病例3]病理组织学图像
a 切除标本。
b、c 的放大图像。
d b的中倍放大图像。
e b的高倍放大图像。

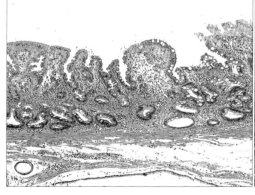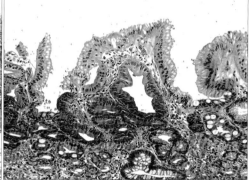

3～6周这样极短的时间内产生了形态变化，在一部分区域出现非肿瘤性上皮覆盖，这一点很有意思。Gotoda 等和 Ito 等均报告指出，除菌治疗导致胃肿瘤（腺瘤或癌）发生内镜形态学变化的比例在 30% 以上，形态为"平坦化和不清晰化"。这种变化在腺瘤中最为显著，其次是分化型腺癌（低异型度癌），而在中分化型管状腺癌和低分化型腺癌中未得到确认。除菌成功后炎症改善／消失、胃泌素等酸性环境变化、增殖细胞占比降低、增殖区变窄、胃底腺再生等，被认为与形态变化有关。西仓等报告指出，通过根除幽门螺杆菌，可以发现①癌细胞增殖能力降低的倾向（Ki-67 阳性细胞减少）；②癌腺管长度下降的倾向；③癌间质中

淋巴细胞、浆细胞、中性粒细胞浸润程度明显减少。但是，除菌引起形态变化是直接现象还是继发现象，目前还不清楚。

另外，Kobayashi 等在报告中指出，表层非肿瘤上皮的覆盖和颗粒状结构在除菌后 2 ～ 3 个月出现。[病例3]的病理组织学所见与其并不矛盾。

此外，在除菌后发现的胃癌中有 40% 存在不清晰化，其主要原因是非癌上皮、低异型度上皮（epithelium with low grade atypia，ELA）、非肿瘤性上皮（nonneoplastic epithelium，NE）等覆盖在肿瘤表面，或者是由于肿瘤的表层分化所导致。这是大家非常熟悉的事实，我们不在这里进行详细讨论。在本文中我们所要阐述的是，在除菌成功后极短的时间内形态发生了变化，所有病例都从隆起型变为平坦～凹陷型。关于除菌的时机，如果是切除之前进行，就需要考虑肿瘤会发生形态变化、不清晰化等。如果是在切除之后进行，也要意识到可能存在表现不清晰的病变，谨慎地进行定期观察。

结语

如果在幽门螺杆菌现症感染的胃黏膜背景中发现胃肿瘤性病变，要认识到切除前进行除菌后短时间内，病变可能会发生形态变化、不清晰化。

参考文献

[1]Ito M, Tanaka S, Takata S, et al. Morphological changes in human gastric tumours after eradication therapy of *Helicobacter pylori* in a short-term follow-up. Aliment Pharmacol Ther 21: 559–566, 2005.

[2]Gotoda T, Saito D, Kondo H, et al. Endoscopic and histological reversibility of gastric adenoma after eradication of *Helicobacter pylori*. J Gastroenterol 34（Suppl 11）: 91–96, 1999.

[3]池上友梨佳、矢田智之、伊藤光一、他. H. pylori除菌により形態変化がみられた早期胃癌の1例. Pro Dig Endosc 88: 98–99, 2016.

[4]Kimura K, Takemoto T. An endoscopic recognition of atrophic border and its significance in chronic gastritis. Endoscopy 1: 87–97, 1969.

[5]森源喜、小田一郎、谷口浩和、他. 胃腺腫に対する治
療方針―私はこう思う；経過観察する立場から. 胃と腸 49: 1859–1869, 2014.

[6]Kobayashi M, Hashimoto S, Nishikura K, et al. Magnifying narrow-band imaging of surface maturation in early differentiated-type gastric cancers after *Helicobacter pylori* eradication. J Gastroenterol 48: 1332–1342, 2013.

[7]西倉健、渡辺英伸、味岡洋一. *Helicobacter pylori*感染は胃分化型腺癌の発生および発育・進展に直接関与するか. 朝倉均、中澤三郎（編）. ミレニアム消化器2000―肝・胆・膵、消化管. 日本消化器病学会、pp 48–51, 2001.

[8]二村聡、坂暁子、八木一芳. 除菌後発見胃癌の病理組織学的特徴. 胃と腸 51: 742–749, 2016.

[9]Saka A, Yagi K, Nimura S. Endoscopic and histological features of gastric cancers after successful *Helicobacter pylori* eradication therapy. Gastric Cancer 19: 524–530, 2016.

Summary

Three Cases of Early Gastric Cancer that Changed Morphologically in a Short Time after *Helicobacter pylori* Eradication Therapy without Biopsy

Toshifumi Ozawa[1], Kotaro Hayashida, Kyosuke Miura, Hirokazu Shirai

Case 1 was a female in her 60s who underwent EGD （esophagogastroduodenoscopy） during a health checkup, which detected an elevated lesion 5mm in diameter located on the anterior wall of the gastric angle. An EGD performed three weeks after *Helicobacter pylori* eradication therapy revealed that this lesion had a depressed area in its center. ESD（Endoscopic submucosal dissection）was continued, and histopathological examination showed a mucosal adenocarcinoma（tub1）, type 0–IIa+IIc.

Case 2 was a male in his 70s who underwent EGD during a health checkup, which detected an elevated lesion 8mm in diameter located at the greater curvature of the gastric angle. An EGD performed 18 days after *H. pylori* eradication therapy revealed that this lesion had changed from an elevated lesion into a flat lesion. ESD was continued, and histopathological examination showed a mucosal adenocarcinoma（tub1）, type 0–IIa.

Case 3 was a male in his 60s who underwent EGD during a health checkup, which detected an elevated lesion 18 mm in diameter, located on the posterior wall of the upper gastric body. An EGD performed six weeks after *H. pylori* eradication therapy revealed that this lesion had changed into a reddish depressed lesion. ESD was continued, and histopathological examination showed a mucosal adenocarcinoma（tub1）, type 0–IIc. All three cases had never undergone biopsy.

We concluded that morphological changes can occur in gastric tumors after *H. pylori* eradication therapy.

[1]Department of Gastroenterology, Inuyama Chuo General Hospital, Inuyama, Japan.

编辑后记

长浜 隆司 新东京病院消化器内科

日本从 2013 年 2 月开始，*H.pylori* 除菌被纳入保险适用范围，我们进行了很多除菌治疗。其结果是在日常的内镜诊疗中，*H.pylori* 未感染的胃黏膜或 *H.pylori* 除菌后的胃黏膜占了多数，从中发现的胃癌与通常的胃癌相比，肿瘤病灶平坦化、不明显化，在日常诊疗中经常会遇到存在诊断、定性诊断比较困难的病例。

本系列书《幽门螺杆菌除菌后发现胃癌的内镜特征》（2016 年）中，指出除菌后胃癌的特征是凹陷型、胃体区域较多、分化型、早期胃癌较多，即使经过 10 年以上也可能被发现为早期胃癌，呈胃炎样表现，肿瘤表面高频率地出现与正常小凹上皮极为相似的上皮，被称为低异型度上皮（epithelium with low-gradeatypia，ELA）。之后，伊藤等进行了基因分析，如本书主题研究所述，明确了 ELA 是来源于肿瘤性上皮。

本系列相同主题图书自上一次出版已经过去了 6 年左右。在除菌后胃癌病例积累较多的今天，为了总结更新的知识和见解，为临床实践提供有益的信息，平泽、二村、长浜 3 人进行了本次策划。

除菌后胃癌在病理组织学上几乎没有癌本身的特征，所以，我们认为如何诊断低异型度上皮或覆盖在癌表层的非癌上皮是很重要的。

首先，小田从 X 线诊断的角度撰写了关于存在诊断的文章。但是有些遗憾的是，关于筛查的诊断能力提及较少，因此我们认为有必要进一步提高目前漫无目的地进行基础摄片的精确度。

关于内镜的存在诊断，八木等认为，NBI 非放大观察经常可以发现被绿色上皮包围的茶色的癌，通过这种茶色和绿色的对比，很多病变可以识别为癌，这对于诊断除菌后发现的胃癌是有用的。另外，土肥等在札记中认为，通过 LCI 观察，地图状发红呈薰衣草样紫色，除菌后发现的胃癌呈橙色或洋红色，因此，通过这种颜色的对比，可以比白光更清楚地观察到病变。这两种方法都阐述了 IEE 在存在诊断中的有效性，但在筛查中用 IEE 进行整体观察是不现实的。所以，今后需要研究这样的筛查方法，即在白光下观察到何种表现时，需要用 IEE 进行观察。

关于定性诊断，现在很多医院都使用 VS 分类系统进行诊断。今村等使用该方法，阐述了即使是除菌后胃癌，与现症感染胃癌相比，诊断能力没有差别，诊断能力的下降并不是除菌的有无，而是低异型度高分化型管状腺癌或者存在非癌上皮广泛覆盖肿瘤组织的结构。小林等认为，在表层低异型度上皮中，可以发现与①非肿瘤性上皮的覆盖、混合存在，②胃型分化型腺癌，③小肠型低异型度中分化型腺癌等所对应的 NBI 放大所见的特征。通过分组评估，期待可以提高范围诊断能力。内多等报告，即使是呈规则 MSP 的病变，通过以最大倍率观察 MVP，也可以提高 18.9% 的诊断能力。野田等用超放大内镜观察高异型度来诊断胃癌，在不需要大幅度改变以往诊断的情况下，通过对各种所见进行详细的观察，在定性诊断中具有很高的诊断能力。

今后，关于除菌后胃癌诊断的现状

和课题可能会越来越多。本书中，关于定性诊断，有一部分课题被解决了。但是，在日常临床中应该关注怎样的内镜表现等，对于读者还想知道的问题，还有一些问题我们无法明确地给出答案。期待今后能够确立精度更高的诊断学，以此作为编辑后记。

Stomach and Intestine
《胃与肠》系列中文版

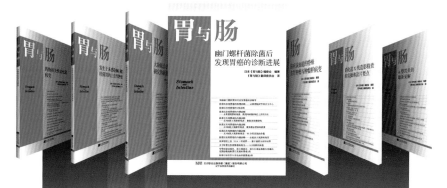

消化内科医师必读的专业性图书

《胃与肠》中文版以消化道形态学诊断为中心，每本有一个主题，结合内科、外科及病理，以提高疾病诊断能力为目的，病历报告涵盖内容广泛，用优质的内镜图像解释疾病，是消化内科医师必读的专业图书。

大套系二维码

《胃与肠》官微二维码

————《胃与肠》系列书目————

消化道结核诊断与治疗及最新进展

浅表型食管胃交界部癌的治疗策略

胃溃疡变了吗构建新的胃溃疡学

大肠癌筛查的现状与未来展望

大肠小·微小病变冷切除的意义与课题研究

胃型表型低异型性分化型胃癌

嗜酸性粒细胞性食管炎的诊断与治疗

小肠出血性疾病的诊断与治疗

消化道影像的形成过程

放大内视镜诊断食道黏膜癌——验证食道学会分类

胃放大内镜对临床实践的影响

希望大家了解的十二指肠病变

希望大家了解的小肠疾病

A型胃炎——最新的见解

十二指肠腺瘤·癌的诊断

肠道感染性疾病——包括最新的话题

早期胃癌的范围诊断之现状

胃、十二指肠内镜放大观察的基础和最新见解

咽部和食管内镜放大观察的基础与最新发现

希望读者现在就了解的食管良性疾病

希望读者了解的直肠肛门病变

小肠肿瘤图谱

食管SM鳞状细胞癌治疗的新进展

早期胃癌的内镜治疗及其适应证的补充更新

上消化道感染及最新的话题

隆起型早期大肠癌的病理与诊断

胃黏膜下肿瘤的诊断与治疗

你应该知道的特殊食管肿瘤与肿瘤样病变

基因、免疫异常引起的消化道病变——最新的话题

药物相关性消化道病变

食管胃结合部腺癌的诊断

高龄者早期胃癌ESD的现状及存在的问题

大肠锯齿状病变研究的新进展

发生于未感染幽门螺杆菌胃的上皮性肿瘤

上消化道非肿瘤性息肉的内镜表现和病理学表现

内镜医生也应该了解的下消化道肿瘤病理诊断标准

对策性内镜检查诊断的现状和问题点

巴雷特食管腺癌的内镜诊断与治疗

硬化型胃癌病理诊断及前沿治疗

早期大肠癌内镜治疗的新进展

炎症性肠病的鉴别诊断

"胃与肠"阅片案例集——对影像诊断的思考

咽部表癌的内镜诊断与治疗

原发性小肠癌的全貌观察

幽门螺杆菌除菌后发现胃癌的诊断进展

辽宁科学技术出版社
LIAONING SCIENCE AND TECHNOLOGY PUBLISHING HOUSE